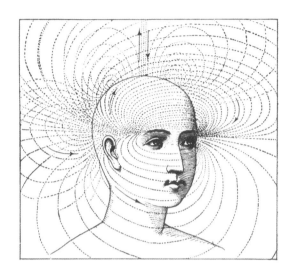

Radiônica

Uma Outra Dimensão da Realidade

António Rodrigues

Radiônica

Uma Outra Dimensão da Realidade

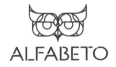
ALFABETO

© Publicado em 2012 pela Editora Alfabeto

Supervisão geral: Edmilson Duran
Revisão: Luis Fernando Perez

DADOS INTERNACIONAIS DE CATALOGAÇÃO NA PUBLICAÇÃO

Rodrigues, António

Radiônica - Uma Outra Dimensão da Realidade / António Rodrigues | São Paulo | Editora Alfabeto – 2018

ISBN: 978-85-98736-43-3

1. Radiestesia 2. Medicina alternativa 3. Radiônica I. Título
---

Todos os direitos reservados, nenhuma parte desta publicação poderá ser reproduzida por qualquer meio ou forma sem a prévia autorização da Editora Alfabeto ou do autor, com exceção de resenhas literárias, que podem reproduzir algumas partes do livro, desde que citada a fonte.

A violação dos direitos autorais é crime estabelecido na Lei n. 9.610/98 e punido pelo artigo 184 do Código Penal.

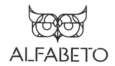

EDITORA ALFABETO
Rua Protocolo, 394 | CEP 04254-030 | São Paulo/SP
Tel: (11)2351.4168 | E-mail: editorial@editoraalfabeto.com.br
Loja Virtual: www.editoraalfabeto.com.br

Introdução

Instintivamente, inconscientemente, intuitivamente, atavicamente, o homem acredita que o que designamos genericamente como pensamento pode alterar o rumo dos eventos em curso, propositalmente ou não. (Eta parágrafo ruim).

Atualmente, sobre a égide do deus Mecanos, a disciplina conhecida como radiônica propõe alterar eventos graças à ação de seus equipamentos.

Neste trabalho, não vou defender a realidade da eficácia das "Black Box". Elas funcionam, ponto. Claro que umas melhor, outras pior, há até as que não funcionam. Mas isso não é diferente de muitos outros equipamentos para os mais variados fins. Também não é proposta deste trabalho ensinar a projetar e montar equipamentos radiônicos. Os esquemas apresentados são apenas ilustrações visando documentar o equipamento. Seus componentes podem eventualmente não apresentar as especificações corretas.

Infelizmente, para divulgar estas matérias, passamos muito tempo com introitos tentando demonstrar a veracidade desta disciplina. O racionalismo, produto de uma tradição cartesiana, leva-nos a recusar propostas que estejam aparentemente fora de nossas coerências habituais.

Não confundir o racionalismo bobo e tapado (RBT), tradução livre do similar francês, com o pensamento lógico, que é aquele que ordena as várias premissas, resultando num pensamento ordenado.

O pensamento racionalista só checa as similaridades das referências conhecidas com aquelas do novo evento.

No caso de eventos com referências desconhecidas, o resultado será a negação ou aceitação do evento por absoluta falta de referências conhecidas.

Como já disse anteriormente, o vagar do pensamento e a elaboração de charadas favorecem o livre pensar e resultados distantes do racionalismo imperante.

Do nosso ponto de vista racional (será?), quanto mais livres de amarras místico-religiosas, melhor. A mente apenas usa esses atributos culturais para alcançar o estágio mental propício ao pensamento mágico, variando de pessoa para pessoa segundo o modelo cultural de cada um. Os padrões vibratórios interferentes serão produzidos de acordo com o modelo cultural e, quando em sintonia com algumas energias próprias da natureza (dias, horas, latitude fase lunar etc.), fazem funcionar o pensamento mágico.

Há operadores que necessitam de uma instrução mais detalhada dos princípios de funcionamento dos equipamentos e outros para os quais não faz a menor diferença o conhecimento detalhado, quando não chega a ser um obstáculo, pois a dificuldade de compreensão passa a ser um obstáculo para o desenvolvimento do "Pensamento Mágico".

O pressuposto básico da radiônica pode ser enunciado em três aforismos:

1 - Toda a matéria emite radiações.
2 - O corpo humano pode ser utilizado para detectá-las.
3 - A mente pode influenciar estas radiações de forma extraordinária.

Daremos neste trabalho longas descrições dos equipamentos desenvolvidos por seus criadores. Isto não é resultado de uma visão mecanicista, acontece que o resultado de cada um desses projetos está intimamente relacionado com seus resultados e com a egrégora assim criada. Nosso objetivo é expor a radiônica como uma forma de interface com os campos etéricos e de inter-relacionamento com todas as coisas.

A radiônica por suas características é uma ciência extraordinária que se encontra na zona limítrofe entre a realidade e o sonho. Contudo um fato determinou o pulo quântico e a transcendência da mesma, foi quando Campbell pôde substituir o equipamento físico pelo projeto em papel do mesmo, o que será descrito mais adiante.

A Máquina Geomântica

Na sala 34 do Museu Britânico em Londres, fazendo parte da coleção "Mundo Islâmico", encontramos um artefato de cobre e latão. Produzida no

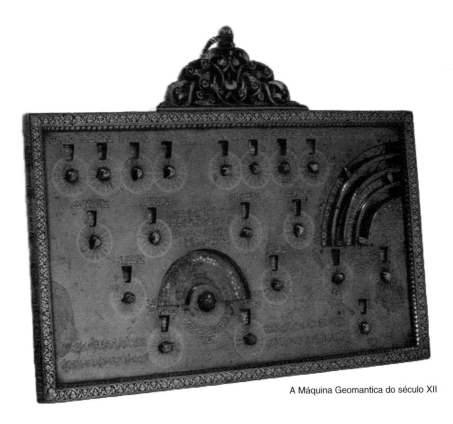

A Máquina Geomantica do século XII

século 13 e assinada por Muhammad ibn al-Khutlukh Mawsili, a inscrição gravada na frente nos diz: "Eu sou o revelador da sabedoria, e de coisas estranhas e ocultas". Mede 29x34 cm.

É inequivocamente uma máquina geomântica, sendo a Geomancia uma técnica oracular de origem árabe, que em seus primórdios era praticada sobre a areia, quer dizer, seus resultados anotados no quadro de escrever que pode ser a areia do deserto.

Esta máquina serviria em princípio para registrar os resultados da consulta oracular obtidos na consulta aos gênios geomânticos por qualquer um dos métodos habituais. O resultado era afixado em cada um dos dezesseis mostradores. O conjunto semicircular à direita prevê significados e o consulente recebe uma resposta à sua pergunta. Mas nada impede que na posse de um testemunho do cliente, Khutlukh pudesse influenciar o futuro do consulente, feito máquina radiônica moderna. De qualquer forma, o todo é de grande interesse, só a existência de uma máquina de cálculos no remoto século 13 já é por si só notável.

Os Azande e o Iwa

Os Azande são uma tribo do norte da África central, com uma população acima de um milhão de indivíduos. São encontrados numa área que compreende o nordeste do Congo, sudoeste do Sudão e o sudeste da República Centro-Africana. Como referência temos o livro do antropólogo inglês Edward Evan Evans-Pritchard com pesquisa de campo efetuada em períodos entre os anos de 1927 e 1930, publicado em 1937 e intitulado Bruxaria, Magia e Oráculos entre os Azande. Nosso interesse, no entanto, está restrito a uma prática oracular que faz uso de um instrumento particular: o Iwa, o instrumento é composto de duas partes distintas: uma espécie de pequena mesinha, com três pés, sendo um mais longo e uma pequena bolacha com um pegador na parte central superior. Tanto a superfície da mesa quanto a da bolacha são bem planas, tão planas quanto uma manufatura artesanal permite.

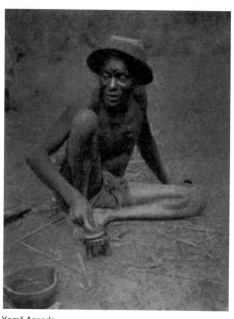
Xamã Azande

Este singular objeto responde às questões postas pelo xamã/adivinho. Tanto sua fabricação quanto o preparo para a operação de adivinhação seguem um ritual, o que é perfeitamente compreensível tratando-se de um grupo cultural até certo ponto primitivo. A bolacha ou parte superior é considerada "macho", enquanto a inferior em formato de mesa é tida como "fêmea". Durante a operação e após a pergunta ter sido posta pelo xamã, a parte superior é esfregada

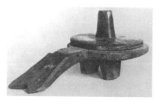
O Iwa

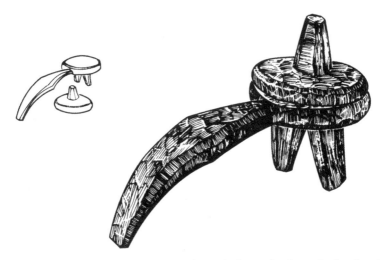

circularmente sobre a inferior (por isso é chamada de oráculo de atrito); quando acontece uma resposta positiva, as duas peças grudam tão fortemente que é difícil separá-las.

A consulta ao oráculo tem início com o xamã segurando a perna mais comprida do Iwa com seu pé direito, em seguida molha o instrumento com sucos de plantas. Molha também o pedaço superior numa cabaça de água, em seguida testa o oráculo esfregando as duas partes enquanto diz: "oráculo de atrito, se você vai falar a verdade para as pessoas, emperre". Às vezes ele emperra e desliza alternadamente. Neste caso, o oráculo está se recusando a dar um resultado. Significa que está em dúvida quanto à pergunta ou vê algo fora do contexto da mesma para a qual a resposta taxativa dada pelo desliza/emperra produziria um erro.

Este instrumento é extremamente parecido com a placa de fricção, almofada ou stick pad próprio de alguns instrumentos radiônicos, tais como os Delawarr e Hieronymus/Peter Kelly. No caso da radiônica, o acionamento é a seco, com um dedo esfregando a placa de acrílico ou na Delawarr friccionando a membrana de borracha, mas, para todos, o momento do sim é dado por um aumento considerável no grau de fricção.

O pampsiquismo defende uma espécie de memória da matéria; no caso da radiônica, percebemos uma forma de intercomunicação entre sistemas biológicos e seus representantes, absolutamente cabível dentro de um universo energético.

Infelizmente, para divulgar essas matérias, passamos muito tempo com introitos tentando demonstrar a veracidade desta disciplina. O racionalismo, produto de uma tradição cartesiana, leva-nos a recusar as propostas.

Em 1895, G. Lippmann, professor de Física, disse a seus alunos que toda ciência estava estudada e completa e que as maravilhas do século eram a máquina a vapor e lâmpada de gás. Mais de cem anos depois, apesar de todos os progressos tecnológicos, ainda somos obrigados a longas dissertações argumentando a favor da eficiência da radiônica. Infelizmente, parece que Lippmann deixou herdeiros ou fez escola.

Os tradicionais conceitos hindus de aura, chakras etc. foram finalmente postos em evidência mediante a foto Kirlian. Esta espécie de emanação ou fluido que produz todo ser vivo no planeta e que também está presente no mundo inanimado já era relatada 3.000 a.C. na cultura Ayurveda, sob o nome Prana. Ao longo do tempo, esta energia ou algo relacionado com ela toma os mais variados nomes, como luz astral, causa formativa, pneuma etc. etc. e encontramos conceitos similares à volta do mundo e em qualquer tipo de cultura. Contudo são a destacar algumas figuras como o médico e alquimista Paracelso (1490-1541), sua filosofia era que todas as doenças têm sua origem na natureza invisível do homem e que o homem físico é uma emanação dos princípios invisíveis. Ele também acreditava que há um princípio vital na natureza chamado Prana, ou energia vital. O sistema de terapia de Paracelso pretendia remover os distúrbios na energia vital que pudessem causar doenças e fazê-los retornar à natureza. Franz Antón Mesmer foi estudioso do magnetismo animal e criador dos conhecidos 354 aforismos dos quais citaremos alguns:

- A mão esquerda é de polo oposto à direita.
- A causa de quase todas as enfermidades é uma obstrução ou supressão da circulação nervosa em determinados pontos e também é devida a uma compressão das fibras nervosas.
- Todos os organismos vivos podem atrair ou repelir correntes de saúde ou de doença.
- O magnetismo é refletido pelos espelhos e aumentado pelos elementos óticos. É o princípio da vida de todos os seres e alma universal dos que respiram.

Também Samuel Hahnemann (1795-1871), sua maior descoberta foi que semelhante cura semelhante e que, dando uma dose de (material) para uma pessoa saudável que produzisse sintomas idênticos aos de uma doença específica, teria um efeito oposto num indivíduo enfermo e a curaria. Foi também a primeira pessoa a usar o termo Miasma para descrever uma predisposição pré-física. Definiu também a técnica de produção e manipulação das substâncias homeopáticas, estabelecendo o princípio de diluição e sucussão.

Em 1911, o Dr. Walter Kilner publicou um livro sobre a análise da aura humana, resultado de suas pesquisas com telas de vidro cobertas por uma solução alcoólica de dicianina, o método curioso implicava um treino visual de fazer o foco para além da tela deixando que a imagem de uma pessoa contra uma parede escura fosse visualizada um pouco fora de foco; neste momento, podia-se perceber a emanação em volta da pessoa.

Em 1913, Arthur E. Baines, engenheiro e eletricista, e Frederic H. Bowmann, médico, publicaram um livro em colaboração intitulado "Electro-pathology and therapeutics". Narram estes autores que em certa oportunidade, lá pelos anos 1985, quando Baines realizava testes de sinais horários enviados por meio de um cabo submarino, encontrou erros nas medições, que depois de análise foram atribuídos à influência exercida por seu próprio corpo. Tradicionalmente, quando se faziam medidas por meio dum galvanômetro, o observador estava isolado da terra. Foi esta situação que ocasionou os erros das leituras que cessaram após o aparelho ter sido aterrado. Algo parecido aconteceu a Lord Kelvin quando comparou a medição de capacitores e que as diferenças eram anuladas ao se aterrar o equipamento. De suas experiências, deduziu Baines que existe no corpo humano uma força nervosa com capacidade condutiva e indutiva. Este descobrimento levou Baines e Bowmann a dedicarem-se ao estudo de tais energias. Segundo Bowmann, certas influências se apresentam pelo aumento de temperatura do corpo nas enfermidades e consequente perda nervosa do controle das células no tecido. A temperatura normal está associada ao estado de saúde e o aumento da mesma indica seguramente enfermidade. Sabemos que o aumento de temperatura de um condutor de cobre incrementa sua resistência e que baixa a resistência de um isolante. No corpo humano, sucede algo parecido quando a temperatura sobe.

O corpo humano gera eletricidade estática por meio do movimento muscular, esta carga pode ser dissipada de forma instantânea colocando o corpo em contato com uma chapa metálica de baixa resistência aterrada. A polaridade, a tensão e a intensidade variam segundo as pessoas, por altura, peso e em medidas antropométricas. Também o sinal da corrente não é igual para todos os indivíduos, há os que são negativos e outros positivos. 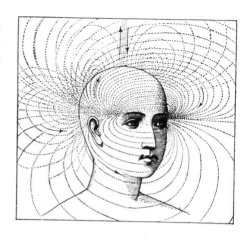 Apesar da geração de neuroeletricidade ser constante, sua dissipação não o é em razão da condutividade externa. Segundo Baines, a cura de algumas enfermidades se obtém devolvendo a tonificação aos nervos e vasos sanguíneos por meio de uma substância que restitua o isolamento deteriorado ou pela aplicação de uma corrente no local da inflamação. Pela aplicação de uma corrente de 1 volt, segundo Baines, se cura a paralisia agitante, a anemia se cura por meio de uma corrente galvânica contínua, para restituir a carga neuroelétrica ao seu valor normal. A apendicite se curaria pela ingestão de 50 gramas de um dielétrico (goma líquida) ou colocando um emplastro de dielétrico na zona do apêndice.

Em relação ao câncer, disse Baines que esta enfermidade tem como característica essencial a falta de condutividade do tecido canceroso, portanto pode detectar sua presença, incluídas suas ramificações, porque a enfermidade opõe uma grande resistência à passagem da corrente neuroelétrica.

Os temas expostos por Baines e Bowmann foram fundamentais para o desenvolvimento da radiônica de Abrams, que os cita em seus livros e reproduz alguns de seus esquemas.

Os pesquisadores e os aparelhos

Albert Abrams

Abrams hoje é objeto de controvérsia, alguns negam o local de sua formação profissional, assim como certos aspectos que abordam sua prática médica e suas concepções. Abrams nasceu em 8 de dezembro de 1862 e morreu em 13 de janeiro de 1924, estudou medicina na universidade de Heidelberg, na Alemanha, e fez estudos pós-universitários em Londres, Paris, Berlim e Viena. De volta aos EUA estabeleceu um consultório alvo de uma frequência elevada.

Abrams tinha desenvolvido um processo detalhado para o diagnóstico físico, servindo-se de apalpação e percussão. Por meio da percussão ele mapeou áreas do abdômen cujo som alterado indicava a presença de determinadas patologias. Ele percebeu que a natureza desse som era energética, ou seja, decorrente da presença da doença, mas não uma consequência direta da mesma. As pesquisas foram realizadas basicamente com três doenças – sífilis, gonorreia e tuberculose – pela facilidade de detecção dessas patologias em laboratório. Uma das experiências do Dr. Abrams foi

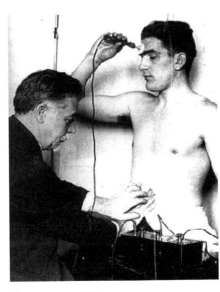

Abrams no consultório

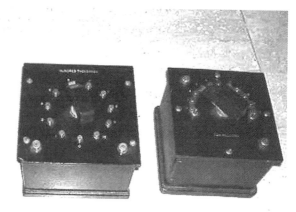

Primeiras máquinas de Abrams

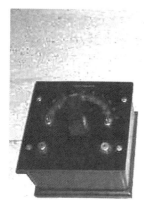

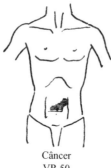

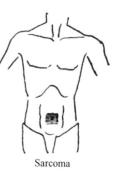

Sífilis
Adquirida VR 55
Congênita VR 57

Câncer
VR 50

Sarcoma
VR 58

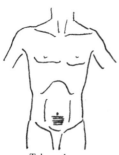

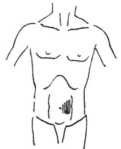

Tuberculose
VR 42

Estreptococos
VR 60

Áreas de percussão na técnica de Ambrams

conectar o doente a um indivíduo são por meio de um fio elétrico e pôde constatar neste último a presença dos mesmos sintomas existentes no doente. A fim de amplificar os sons que obtinha por percussão sobre o abdômen do paciente, ou do indivíduo saudável conectado tornando assim seus diagnósticos mais fiéis, o Dr. Abrams introduziu potenciômetros (na época, reostatos) nos fios de ligação entre os dois. Tudo isso montado dentro de uma caixa de madeira forrada por um material imitação de couro ou fino couro natural preto, como era comum nos instrumentos da época. Foi daí que surgiu o nome genérico para os aparelhos radiônicos de Black Box. Os reostatos (chave circular que permite o aumento gradativo de resistência) foram graduados em unidades decimais, ou seja, de 0 a 10. Assim ele pôde observar que os sons se tornavam mais agudos no caso de um sifilítico quando o reostato estava regulado em 55, o mesmo acontecia para um portador de gonorreia com a regulagem em 52. E assim se procedia para o tuberculoso, isso gerou a primeira série de índices para sintonização de doenças. Usando o mesmo princípio nos anos seguintes, vários pesquisadores aumentaram o número desses índices em dez mil variantes. O Dr. Abrams desenvolveu um método de tratamento cujo aparelho de nome Osciloclast promovia a emissão de certas frequências, o que melhorava os sintomas do paciente. Um dos aperfeiçoamentos foi a adição de luzes coloridas tanto no aparelho de detecção quanto no de emissão. A razão da utilização das luzes coloridas é que as radiações das doenças eram mais visíveis na presença de cores específicas, assim as radiações da tuberculose eram mais potentes de luz vermelha, os estreptococos mais visíveis sob luz verde e os estafilococos sob luz azul, também as inflamações eram mais nítidas com a luz amarela e

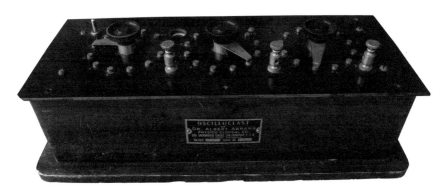

Black Box a reostatos

as bactérias e toxinas gripais com luz branca. Na realidade, tudo isto está mais relacionado com eletroterapia do que com radiônica clássica – a propósito, o nome usado por Abrams para esta disciplina era ERA (Reações Eletrônicas de Abrams).

Abrams escreveu em sua vida uma dezena de livros sobre temas médicos, dois deles estão relacionados com um novo método aí exposto, também aí estavam relacionadas suas teorias que nunca foram aceitas pela ciência. O primeiro de seus livros tem o seguinte título "Spondylotherapy, phisio and pharmacotherapy and diagnostic methods based on a study of clinical physiology". Livro de medicina clássica tratando o tema da fisiologia clínica dos reflexos, geralmente vertebrais referindo-se às influências exercidas nas vísceras pelas excitações que se produzem nas vértebras ou nos nervos que delas emanam. Com base nestes reflexos cria sua teoria terapêutica conhecida como Espondiloterapia. Nas edições de 1917 e 1918 respectivamente, vamos encontrar um capítulo que nos interessa: "New concepts in diagnosis, the practical application of the electronic theory in the interpretation of disease". Estes enxertos elevaram o livro das 673 páginas de 1910 para 1042 na edição de 1918.

Este trabalho foi baseado em mais de dez anos de experiências que expunha duas hipóteses fundamentais:

1 - Toda matéria irradia, e as características das radiações, não importa qual tipo de material, depende dos compostos moleculares do material em causa.

2 - As radiações emitidas pelos diferentes tipos de matéria (e pelos diferentes órgãos de um corpo vivo) podem ser separadas, selecionadas e as amplitudes das radiações medidas por um operador qualificado empregando um equipamento relativamente simples.

A primeira hipótese estava em contradição com os princípios científicos em vigor no tempo de Abrams. Nesta época, acreditava-se que só os elementos radioativos como o rádio, urânio etc. irradiavam. Somente após o evento da física atômica a ciência evoluiu e reconheceu que toda matéria irradia.

Um outro livro de Abrams sobre estas energias se intitula "New concepts in diagnosis and treatment" e foi dedicado exclusivamente a desenvolver suas teorias e estudos relativos à energia humana e sua relação com os dispositivos para detectá-la, quase todos produtos de seu intelecto. Este livro se intitula "Physico Clinical Medicine".

Em ambos os livros Abrams fala da aplicação prática da teoria eletrônica criada por ele e do tratamento das enfermidades usando para tal a ação de ímãs, de luzes coloridas ou da energia psíquica.

Em 1916, começa a publicação de uma revista quadrimestral – a "Physico Clinical Medicine"–, que a partir de 1926 continuará saindo sob a direção do colégio de medicina eletrônica de São Francisco (uma instituição regida pelos conceitos de Abrams) com o nome "Journal of Electronic Medicine" até 1939. Em seus últimos anos de vida, com os lucros obtidos pelos royalties, a venda de seus aparelhos, a consulta de milhares de pacientes e seu posterior tratamento, e com sua fortuna pessoal, Abrams fundou uma instituição administrada por um comitê, onde os pacientes necessitados seriam tratados sem custo e onde se ensinariam seus métodos e futuras pesquisas. Este hospital iria se chamar The Blanche and Jeanne R. Abrams Memorial Hospital, em atenção às suas duas esposas. Abrams chegou a colocar a pedra fundamental deste edifício, mas poucos meses depois, em 14 de janeiro de 1924, com 61 anos de idade, morreu repentinamente de pneumonia, a praga dos idosos naquela época.

A técnica de diagnóstico utilizada por Abrams e bastante difundida na época era a da percussão, um método atualmente em desuso na prática médica. Consistia em colocar o indicador da mão esquerda sobre o estômago e com o dedo médio da outra mão batendo sobre o primeiro. Este último poderia ter um dedal de material isolante lastreado com chumbo para melhorar a batida. Abrams era um mestre nesta arte da percussão, o que exigia uma certa habilidade e bastante treinamento. Também inventou um aparelho para automatizar esta prática de nome Plexor e Plexímetro. In-

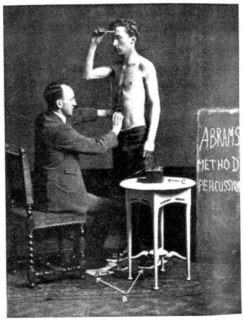

Médico trabalhando com a técnica de Abrams

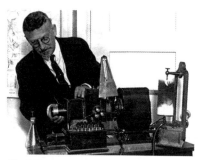
Albert Abrams

ventou muitos outros aparelhos que estão detalhados em seus livros. Montou um esfignobiômetro para medir variações do pulso, um estatofono e sua melhoria chama amploestatofono destinados a detectar por meio de sons e de receptores telefônicos os limites das zonas que apresentavam uma carga ou emissão de energia, um energiômetro para a medição de energia, um oscilóforo para detectar a presença de energia radioativa e muitos outros aparelhos.

Abrams enunciou que a matéria viva emite radiações e que o corpo humano pode ser utilizado como detector das mesmas. Todos os tecidos são formados por um certo número e tipo de átomos produtores das ações químicas e físicas que resultam de seu funcionamento normal e que determinam certas formas de energia eletromagnética com definidas características de frequência de acordo com o tipo de tecido. Ou seja, em definitivo, cada tecido vivo é um emissor de ondas ou radiações como uma emissora de rádio com sua frequência característica. Quando acontece uma enfermidade, estas vibrações são alteradas pela introdução de novos átomos ou moléculas que vibram em outras frequências, que correspondem àquelas dos micróbios. Cada tecido enfermo tem uma frequência ou vibração determinada que pode ser localizada na área do estômago. Mas as frequências emitidas pelos tecidos são de muito fraca intensidade para exercer a influência a uma certa distância do estômago. Abrams supôs com razão que essas frequências poderiam ser sintonizadas, assim como faziam os recentes aparelhos de rádio. Neste caso, em vez de usar um cristal de galena como detector se utilizaria o estômago do sujeito. Num aparelho de rádio, sintoniza-se uma única estação por vez, quando se deseja sintonizar outras deve-se ajustar o circuito sintonizador do aparelho na mesma frequência da emissora, quer dizer, colocá-lo em ressonância com a mesma, o que se faz variando um capacitor. Ele desenha um aparelho muito rudimentar consistindo numa série de resistências que funcionam como sintonizadores. A unidade de medida que utilizou Abrams nesse aparelho e nos seguintes foi o Ohm. Ainda que sua leitura possa ser exata porque a intensidade é proporcional à resistência e o homem é a unidade de medida da resistência, os entendidos o criticavam, já que a intensidade da corrente deve-se medir em Amperes e não em Ohms, pois esta é a unidade de resistência. Abrams respondia laconicamente que era médico, não físico.

Os aparelhos construídos por Abrams funcionavam da mesma forma que um rádio, ao ser sintonizada uma frequência do corpo ou de um órgão enfermo, ela era detectada pelo reagente produzindo-se um reflexo. No aparelho de rádio comum, trabalha-se com baixas frequências e comprimentos de onda bastante longos, mas as frequências com que Abrams trabalhava eram muito altas e ocupavam uma banda bastante estreita, o que tornava necessário dispor de uma sintonia muito fina, o que para a época era extremamente difícil. Num rádio se varia a sintonia alterando a capacitância e Abrams só podia alterar a resistência. Posteriormente, Abrams descobre que a presença do enfermo não é necessária, que bastam algumas gotas de seu sangue para fazer o diagnóstico. Esta descoberta serviu para criar a inimizade de seus colegas médicos e de ser ridicularizado por eles, apesar de sua reconhecida capacidade científica. Segundo Abrams, o sangue emite radiações como qualquer outro tecido do corpo, além do que contém as informações de todas as enfermidades presentes e futuras. Para poder detectar essas energias do sangue, Abrams incorporou um dispositivo parecido com um capacitor, que chamou de dinamizador. Antes de colocar a amostra de sangue no dinamizador, este e os reostatos deviam ser desmagnetizados por meio de um ímã para poder embaralhar as emanações ou vibrações do testemunho anterior. Durante esta operação, o testemunho de sangue devia estar distante do ímã para que suas vibrações não fossem anuladas. Nos pontos críticos em que se manifestava a reação nos reostatos, Abrams o chamou de Vibratory Rate, ou seja, valores vibratórios, e os abreviou para R.V. Abrams os tabulou como se faz com listas para localizar estações de rádio, por sua frequência de emissão. Estavam criadas as primeiras tabelas de índices de radiônica.

A experiência acumulada por Abrams, ao longo de suas consultas, o fez perceber que durante a consulta nenhum dos presentes devia usar roupa de cor amarela, porque esta cor anula as radiações. Também a luz da sala deveria ser suave para que suas radiações não afetassem a leitura. Todos os objetos metálicos da sala deviam ser retirados. Também para evitar efeitos de indução entre o médico e o paciente, deviam ser colocadas telas protetoras metálicas entre ambos, aterradas. Abrams dizia que grande parte dos humanos sofria de sífilis congênita, e que esta só podia ser detectada pela análise eletrônica. Por isso sempre começava suas investigações tentando detectar esta enfermidade, pois considerava que a sífilis preparava o corpo para enfermidades como o câncer e a tuberculose.

Certa vez, ao colocar uns cristais de sulfato de quinino, utilizados para tratar a malária, no dinamizador de seu aparelho de diagnóstico onde estava o testemunho de sangue, estes anulavam o barulho característico da percussão retornando num som "vazio". Isto porque o quinino tem o mesmo grau de vibração que a malária. Algo parecido também acontecia entre a sífilis e o mercúrio e com muitas outras enfermidades e seus remédios específicos. Então, Abrams deduziu que as drogas curam por sua vibração e não por suas propriedades químicas.

O conceito terapêutico de Abrams está baseado no fenômeno da ressonância. Por este fenômeno é possível fazer cair uma ponte por melhor construída que ela seja, se for atravessada por uma companhia de soldados marchando. Isto acontece porque a ação da cadência rítmica produzida pela marcha faz que a energia vibratória gerada em uníssono possa igualar o

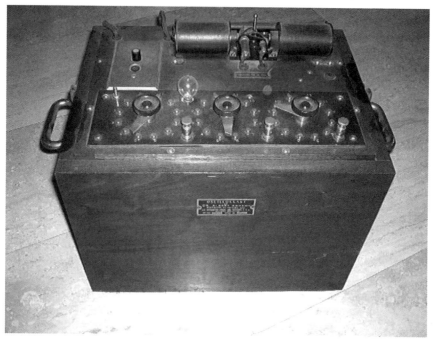

O Osciloclast

período de vibração da estrutura e à medida que a amplitude de oscilação se multiplica chega um momento em que a ponte desmorona por entrar em ressonância com a frequência de oscilação da mesma.

Abrams se dedicou à construção de um aparelho baseado no conceito expressado acima, para tanto, o aparelho devia produzir uma série de oscilações periódicas de uma frequência definida e de fraca intensidade, com um forte impulso no começo a ser rapidamente atenuado para dar ao tecido um período de descanso entre cada série de oscilações. O aparelho sonhado foi acabado em 1920 e batizado de Oscilloclast, ou seja, quebrador de ondas. Ele foi construído em colaboração com S. O. Hoffman. Este aparelho produziu ainda maior desagrado entre os colegas de Abrams, no entanto, no final de 1924, existiam no mercado mais de quarenta aparelhos diferentes funcionando sob o mesmo princípio.

Segundo as atuais pesquisas e aquelas que foram feitas no período de 1935 a 1945, o Oscilloclast emite ondas na faixa dos 7 metros, o que corresponde a 43 mega-ciclos.

O Dr. Abrams teve muitos seguidores que desenvolveram melhorias em relação a seus projetos originais, desenvolvendo aparelhos bem mais complexos, mais eletrônicos com seleção e amplificação, com válvulas, conforme veremos mais a frente.

Calbro Magnowave

Lá pelos anos 20 surgiram variantes e evoluções dos aparelhos de Abrams, notadamente os montados e vendidos pela Calbro Magnowave (de Caldwell e Bronson, nome dos dois fundadores). Mais de mil instrumentos desses foram vendidos entre o fim dos anos 20 e o começo dos anos 30, o que foi um sucesso de vendas sem precedentes. Uma convenção de usuários desse equipamento adota o nome radiônica e formam uma associação chamada "International Radionic Association", que existiu durante quase 30 anos.

Este aparelho permitia o trabalho com uma ampla gama de vibrações graças ao emprego de vinte e quatro botões reguladores, contava ainda com outras particularidades:

1 - Uma placa de fricção aquecida eletricamente facilitando a audição dos sinais obtidos.

2 - Um sistema de regulagem por parafuso da placa de fricção.

3 - Um sistema para neutralizar as radiações acumuladas. O que era particularmente útil para evitar a remanência durante o exame de um novo doente.

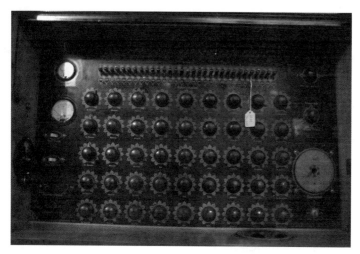

Calbro Magnowave

4 - Um poço para amostra ou testemunho, vitaminas, minerais, alimentos ou remédios. Tanto podia servir para análise quanto para um presumível tratamento.

5 - Um circuito pela primeira vez permitia tanto diagnóstico quanto tratamento, o que aumentava a eficiência do todo.

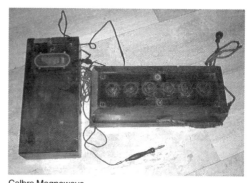

Calbro Magnowave

Parece ter sido Caldwell o criador da expressão radiônica, combinação das palavras radiação e iônico que descreve a energia que emana dos instrumentos quando são usados de uma forma particular; segundo Caldwell, a aura do corpo é uma radiação iônica.

Wiglesworth

O Pathoclast, cujo nome significa "destruidor de enfermidades", nasceu da união entre o Dr. Wiglesworth e um engenheiro eletricista. Os primeiros modelos eram constituídos por partes separadas, um deles era medidor de enfermidades, o Pathometer e o outro, o Pathoclast, propriamente dito. Em

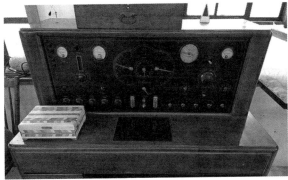
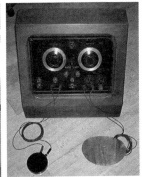

Várias versões do Pathoclast

1926, o Dr. J. W. Wigglesworth cria a companhia Pathometric Corporation e começou a editar um jornal dedicado à divulgação da técnica e de seus aparelhos.

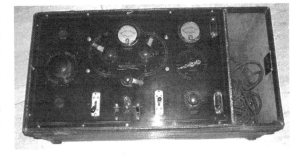

No ano de 1940, divulga um dos últimos aparelhos, com capacitores variáveis e válvulas amplificadoras, cuja função principal era o tratamento. Ele permitia a seleção das radiações patológicas do cliente, as amplificava umas vinte mil vezes e, invertendo a fase, as retornava ao mesmo, consistindo nisso o tratamento. Este modelo permitia também a aplicação de um tratamento pulsado usado para estimular os músculos e para incrementar a atividade dos centros nervosos, baixar a pressão arterial e estabilizar a atividade das glândulas endócrinas. Finalmente, o aparelho possuía um dispositivo para potencializar a água com qualquer valor numérico.

Seus resultados de análise, no entanto, não puderam ser transferidos ou adaptados para os demais aparelhos da época, resultando em um sistema híbrido. Alguns anos mais tarde, um sistema parecido simplificado e aperfeiçoado usou o mesmo princípio, e permanece em uso até os nossos dias, o do pesquisador T. G. Hieronymus.

Ruth Drown

A quiropata americana Ruth Drown foi uma figura emblemática e fundamental na evolução da radiônica, graças a ela alguns procedimentos e características das máquinas tornaram-se padrão até os dias de hoje.

1 - A substituição das placas de fricção ou do contato físico com o doente por uma placa de fricção revestida por uma fina membrana de borracha que permite ainda hoje uma detecção mais segura.

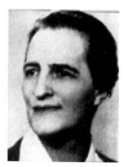
Ruth Drown

2 - A utilização de um poço metálico ou de vidro cercado por uma espiral como porta-testemunho eliminando mais uma vez o contato direto com o paciente e permitindo assim a execução de um diagnóstico a distância. Isto foi fundamental para a radiônica, pois tornou o aparelho autônomo e transportável, permitindo o diagnóstico e posterior tratamento não importando onde o doente se encontrasse. O raciocínio para tal foi o seguinte: ao analisar determinada pessoa era encontrada uma determinada relação numérica que simbolizava a patologia ou padrão energético deletério que o afetava, então se fosse possível inverter este padrão teríamos em consequência a referência numérica oposta da doença, ou seja, aquela do tratamento.

Seguindo a mesma linha de raciocínio, Ruth Drown percebeu que se era possível determinar a sequência numérica que designava um determinado remédio, afixando esta sobre a máquina e fazendo-a vibrar, era possível dinamizar água com o padrão energético da sequência numérica representativa da substância, obtendo assim em alguns minutos uma água vibrada semelhante ao que se faz em homeopatia, permitindo sua utilização como remédio vibracional.

Ruth Drown foi uma estudiosa da cabala hebraica; ao longo de suas pesquisas, percebeu que algumas sequências numéricas resultantes dos valores das letras de uma palavra hebraica podiam ser utilizadas como tal nos diais da máquina radiônica vibrando a energia que representavam. Vários outros sistemas ainda usam hoje em dia os mesmos princípios.

Em 1918, a Dra. Ruth Beymer Drown, após a separação do marido, mu-

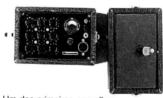
Um dos primeiros aparelhos de Ruth Drown

dou-se com seus dois filhos para Los Angeles onde comprou um posto de gasolina, vendido logo depois para assumir um emprego num laboratório de fotografia em Hollywood. Mais tarde, uma amiga a chamou para trabalhar na companhia Edison, onde demonstrou grande habilidade mecânica, sendo transferida para o departamento de manutenção e reparos. Ficou lá por quatro anos até que, após ler um livro do Dr. F. F. Strong, discípulo de Abrams, sobre a aplicação do rádio e o tratamento das enfermidades, conhece a secretária do mesmo e consegue um emprego como enfermeira em seu consultório. Depois de algum tempo com Strong, Drown o deixa para se associar ao osteopata Thomas Mc Allister, com o qual ficou até que uma paciente de nome Louise Thrall lhe emprestou cinco mil dólares, com os quais ela funda um colégio de osteopatia em Kirksville, no Missouri. Um ano mais tarde, volta para Los Angeles para cuidar da mãe e dos filhos e começa a estudar quiropraxia, graduando-se em 1926, e, no ano seguinte, obtém licença para trabalhar no estado da Califórnia.

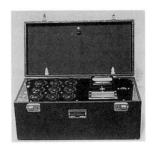

Desde a época em que trabalhara com Strong, a Dra. Drown estava interessada nas descobertas de Abrams. Sempre achou que os instrumentos desenhados por ele poderiam ser alterados e simplificados. Assim, em 1929, eliminou o reagente que se utilizava na técnica de detecção de Abrams, substituindo-o pela placa de fricção com membrana de borracha. Desenha então o primeiro aparelho com diais, que leva o nome de Homo-Vibra-Ray, o equipamento servia tanto para diagnóstico quanto para tratamento. Ficava acondicionado em uma caixa de madeira de 30x50, com nove diais em três filas, graduados, além da placa de detecção e uma caixa redonda de alumínio para receber os testemunhos a analisar e, ainda, uma placa de

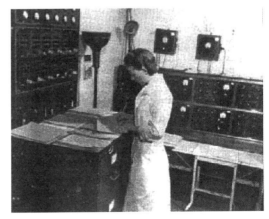

Laboratório de Ruth Drown

estanho (eletrodo de tratamento), a ligação a terra e três contatos onde se conectavam a antena e o eletrodo de tratamento. O aparelho trabalhava como uma espécie de sintonizador de rádio. As diferentes frequências biológicas do paciente eram a emissora, suas frequências eram captadas por placas de metal e levadas à seção de sintonia e dali à placa de detecção e à terra fechando-se o circuito. A Dra. Drown experimentou em certa época detectores visuais de sintonia (tubos de raios catódicos), mas como nunca obteve resultados aceitáveis descartou o experimento. O equipamento da Dra. Drown não usava válvulas, nem baterias, nem era ligado a nenhuma fonte de energia elétrica. A única energia que entrava no aparelho era a do paciente. A simplicidade do equipamento determinou a recusa de aceitação por parte da classe médica. Segundo a Dra. Drown, as diferentes partes do corpo humano vibram de forma diferente quando animadas pela força vital; da mesma forma, todas as enfermidades têm um valor diferente de vibração, o qual é possível identificar. Frente a um paciente, a Dra. Drown tentava estabelecer inicialmente a Primeira Causa de sua enfermidade, assim como o faz a homeopatia, quer dizer, acreditava que todos os problemas do enfermo derivavam de uma causa única que, posteriormente, alterava os órgãos e tecidos. Para a análise, utilizava uma série de preparados homeopáticos de glândulas e órgãos que eram colocados um a um no poço de testemunhos. Assim, a substância capaz de anular a reação da enfermidade indicava a Primeira Causa da patologia presente. Para efetuar o diagnóstico, usava algumas gotas de sangue sob o papel-filtro em vez de uma conexão direta com o paciente.

Os dez diais numerados de 0 a 10 em conjunto possibilitavam milhões de combinações, os diais de 1 a 8 serviam para detectar a doença enquanto que o último permitia a medida da intensidade da mesma. Ao longo do tempo, Ruth Drown elaborou um Atlas com os valores das doenças, órgãos e substâncias pesquisados.

Em 1938, a Dra. Drown desenhou um aparelho que até hoje não foi profundamente investigado, mas que, na época, chamou bastante atenção, chamado de Radio-Vision, do qual obteve uma patente na Inglaterra em 1939, e que permitia obter fotos internas do corpo, em cortes transversais, de certa forma parecidas com radiografias. Tanto a patente quanto as explicações posteriores são vagas em relação aos princípios de funcionamento da máquina. O equipamento era constituído por uma célula fotoelétrica, frente à qual era colocado o testemunho do paciente, três bobinas de fio de cobre que acumulavam o fluido próprio do testemunho, alguns reostatos de sintonia do órgão e um capacitor de duas placas entre as quais era colocado o filme a impressionar, tudo alimentado por um conjunto de baterias. Um interruptor permitia a energização da máquina e consequente obtenção da foto, qualquer coisa por volta de um segundo. A Dra. Drown diagnosticou muitas enfermidades por meio de suas fotos, não só de doentes, mas até de colegas de profissão. Este aparelho nunca foi comercializado, pois até a Dra. Drown nem sempre era bem-sucedida, fica claro que o operador teria que ser uma espécie de médium de efeito físico. Com os anos a Dra. Drown foi perdendo gradualmente a habilidade de produzir estas imagens.

Em 1951, a FDA inicia um processo federal por ter apreendido aparelhos num envio interestadual. Depois de destruir o aparelho enviado nessas condições, o tribunal, influenciado pela AMA e FDA, inicia o processo. Estudando o folheto que acompanhava o aparelho de diagnóstico e como este não podia ser classificado dentro da classe de aparelhos de tratamento, foi sentenciada a ilegalidade de sua aplicação. Apesar de tudo isso, o juiz a condenou unicamente a uma multa de mil dólares; no entanto, o processo amedrontou muitos médicos que seguiam seus métodos e aos poucos caiu em descrédito, pois ninguém queria utilizar equipamentos oficialmente condenados. Com o resultado do processo a Dra. Drown só podia dedicar-se à pesquisa. Os ataques continuaram até 1963. Aos setenta e dois anos foi detida vítima de uma armadilha de descontentes em conluio com as autoridades, foi-lhe enviada uma mulher apresentando sangue de passarinho no lugar de sangue humano, o que a induziu num erro de diagnóstico, sendo suficiente para ser detida sob a acusação de charlatanismo. Seu laboratório foi confiscado, seus aparelhos e escritos, destruídos. Drown veio a falecer na cadeia em decorrência de ataque cardíaco, acredita-se, motivado pelo desgosto do sucedido, em 1965.

A Radiônica Solar dos irmãos Servranx

Felix e Wilhelm Servranx foram dois irmãos belgas, publicitários e editores com uma bem-sucedida trajetória na radiestesia e técnicas afins. Seu escritório e suas publicações atraíram um número significativo de pesquisadores que com eles colaboraram. Durante duas décadas publicaram uma pequena apostila denominada Exdocin, que reunia esses trabalhos. Deve-se a eles todo o desenvolvimento sobre a utilização dos gráficos radiestésicos – por exemplo, há um número inteiro dedicado à história e utilização do

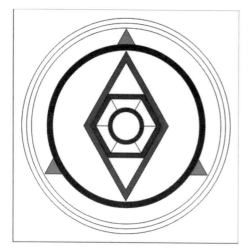 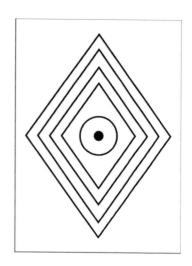

Gráficos radiestésicos

decágono. No caso dos gráficos emissores, eles se apropriaram de uma expressão que na época tinha o significado de emissão ou estabelecimento de influências a distância e, por causa desse conceito (a distância), passaram a denominar isso de radiônica. Um pouco mais tarde perceberam o imbróglio que haviam criado e aí rebatizaram tudo da seguinte forma: a radiônica – aquela com máquinas – passaria a chamar-se radiônica ativa e a radiestesia dos gráficos tomaria o nome de radiônica solar. Mas o erro já estava cometido e, infelizmente, dura até hoje. Até Belizal (Belizal!) usa a expressão radiônica em seu último livro. Vade retro!

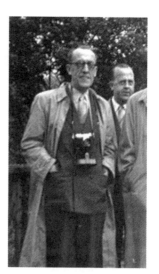

Felix e Wilhelm Servranx

George De La Warr

George Walter De La Warr e sua esposa Marjorie são duas figuras fundamentais no desenvolvimento da radiônica. No ano 1942, alguns interessados no assunto pediram a De La Warr, que era engenheiro civil de formação, que lhes construísse máquinas similares às de Ruth Drown; naquele momento, em plena segunda grande guerra, as importações eram extremamente difíceis senão impossíveis. Aí De La Warr solicitou à Drown a

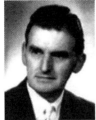
Os De La Warr

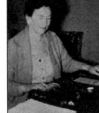

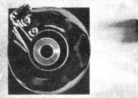

Lâmina vibradora

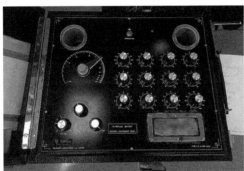
Máquina para diagnóstico e tratamento eletrônica

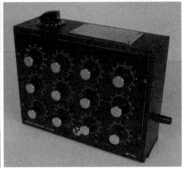
A "clássica" máquina de tratamento

autorização para fabricação de equipamentos similares, com o que ela concordou. Naquele momento, De La Warr vinha fazendo algumas experiências com um dispositivo parecido com um varal, cujas varetas tinham alturas reguláveis, o que permitia a sintonia com coisas variadas a sua volta. Em pouco tempo, com a ajuda de amigos, médicos e pessoas da nobreza inglesa, deu início ao

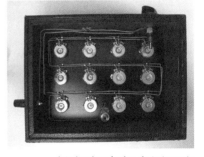
Interior da máquina de tratamento

que um pouco mais tarde seriam os laboratórios Delawarr, com sede em Oxford. Quatro pessoas notáveis trabalharam nesse laboratório, De La Warr, o inventor, Marjorie, a sensitiva, o Sr. Stevens, o construtor, e Leonard Corte, administrador e sem o saber, médium de efeito físico. As experiências Delawarr se sucederam. A primeira surpreendente foi trocar os clássicos potenciômetros da máquina Ruth Drown por lâminas vibradoras ajustáveis, a segunda descoberta importante foi a introdução de um ímã na vertical

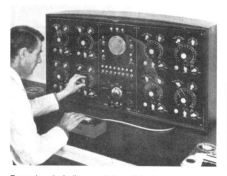
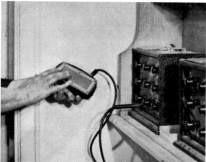

Pesquisa de índices no laboratório Delawarr

O uso da placa de fricção

rodando sobre si mesmo, o que permitiu a estabilização do equipamento. Os modelos e variantes se sucederam: máquinas para diagnóstico, para diagnóstico e tratamento e só para tratamento, nas mais variadas opções. Com o apoio de alguns médicos, Marjorie foi construindo uma tabela de índices, os mais variados, cobrindo doenças, órgãos, causas, produtos vários, estados psicológicos etc. O resultado das pesquisas foi publicado ao longo dos anos num livreto chamado "Mind and Matter" e em dois livros em colaboração com Langston Day, "New Worlds Beyond the Atom" e "Matter in the Making". Suas experiências cobriram as mais variadas áreas na pesquisa em agricultura, em veterinária, na medicina e na geologia, culminando com a criação da máquina fotográfica radiônica capaz de fazer fotos de testemunhos a distância e com variações no tempo. Em 1959, De La Warr foi processado por uma senhora que se dizia vítima de problemas psicológicos em virtude do uso dos aparelhos Delawarr; a grande quantidade de testemunhas favoráveis e altamente qualificadas propiciou o ganho de causa a De La Warr. Seu núcleo de terapia a distância foi famoso na Europa por duas décadas em virtude dos bons resultados obtidos sistematicamente. Os laboratórios só vieram a fechar após a morte de Marjorie em 1987.

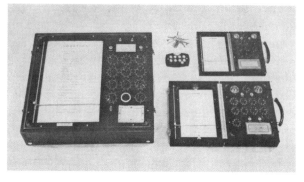

Alguns modelos fabricados pelo laboratório

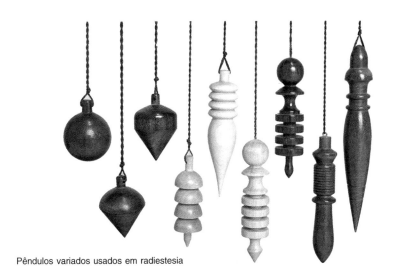

Pêndulos variados usados em radiestesia

Radiestesia/Radiônica

A maioria dos pesquisadores de radiônica não era radiestesistas habituais. É fácil de perceber ao analisar seus equipamentos portadores de placa de fricção (stick pad). Alguns outros (Copen, Rae, Tansley), contudo, o foram e seus aparelhos foram projetados para uso do pêndulo como instrumento de detecção. Nada impede, no entanto, que em outros dispositivos (Hieronymus, Delawarr), esse instrumento seja utilizado, facilitando assim a operação para aquele que tem o hábito ou o dom do uso deste instrumento. No entanto somos partidários do uso do instrumento nativo de cada máquina. Para obter resultados positivos com a prática radiestésica, aconselhamos a leitura e prática dos exercícios constantes em nossos livros anteriores "Radiestesia Prática e Avançada" e "Radiestesia Ciência e Magia". Contrariamente às expectativas da maioria, os resultados positivos em radiestesia só se apresentam ao longo do tempo e são frutos da prática, muita prática. O radionicista habilidoso saberá conciliar estes dois métodos distintos para uma maior rapidez de resultados – por exemplo, é mais conclusiva a medição de intensidade numa Hieronymus por meio da fricção, já que a sensação aumenta e diminui gradativamente conforme o dial de intensidade. Após o diagnóstico estabelecido é mais rápida a seleção de um remédio homeopático por meio de uma lista e pela radiestesia. Bruce Copen, que trataremos no item seguinte, foi durante toda a vida um exímio radiestesista e seus aparelhos de pesquisa foram todos desenhados para uso do pêndulo.

Bruce Copen

Os laboratórios do Bruce Copen foram fundados em 1947. O Dr. Copen era especializado em radiestesia, radiônica, eletrônica, homeopatia e outros assuntos relativos a ciências alternativas. Ao longo de 51 anos de atividade, produziu mais de 60 livros, 9 cursos abordando assuntos relacionados com radiestesia e radiônica e múltiplos projetos de máquinas radiônicas ainda hoje produzidas por seu laboratório. Curiosamente, Bruce Copen parece ter mantido uma atitude de independência, pois nunca pertenceu à Associação Radiônica da Inglaterra e raramente é citado por outros radionicistas.

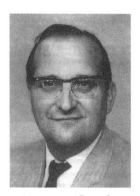
Bruce Copen

Seus aparelhos que abordam variadas áreas são da melhor qualidade.

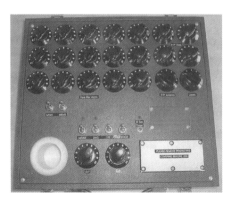 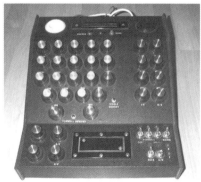

Equipamentos para diagnóstico e tratamento da Copen Labs

Darrel Butcher

Na década de 1950, um engenheiro de planejamento aeronáutico de nome Darrel Butcher interessou-se pela radiônica, mas para seu desprazer veio a descobrir que era incapaz de operar a placa de fricção assim como um pêndulo de radiestesia, não obstante não desistiu e se empenhou na criação de instrumentos que funcionassem com princípios diferentes. Um desses dispositivos é o Pegotty, trata-se de uma espécie de tabuleiro de damas, mas de menores dimensões, composto de 120 quadrados divididos em dois grupos. A colocação de pequenos cilindros (pegs) em quadrados específicos cria um arranjo espacial capaz de influenciar o testemunho colo-

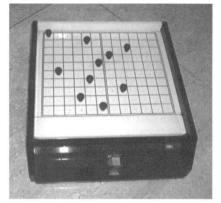
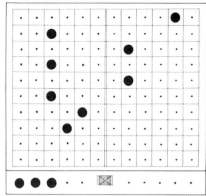

Pegotty Board

cado num local específico do tabuleiro. A utilização de uma lâmpada de pequena potência a 45° provoca uma sombra e uma ruptura no espectro de ondas de forma capaz de gerar o fenômeno de emissão a distância. A inspiração e o conhecimento que ele aplicou à radiônica vinham de um livro, segundo ele achado por acaso num sebo pelo valor de R$12,00. Neste, dizia, estava toda a informação que alguém precisava no campo de cura. Qual livro era ninguém sabe. Um outro instrumento de nome Meter continha uma agulha equilibrada com um pequeno ímã em cima. Imediatamente abaixo da agulha suspensa havia um seletor semicircular marcado com números, tudo isto sobre um espaço acima de uma espiral de Arquimedes. Zero no centro e, à direita, 1, -2, -3 e, à esquerda, +1, +2, +3. Para diagnóstico, o testemunho do paciente era colocado frente ao Meter, a agulha sobre o zero e aí Butcher percorria mentalmente uma lista de doenças e seus índices. Quando chegava a doença ou fator causador do desequilíbrio do paciente, a agu-

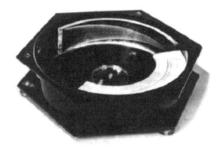

Meter

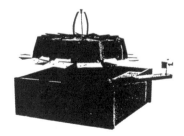

Straw Hat

lha saía automaticamente do zero indicando a leitura. Butcher tinha a incrível habilidade de mover coisas com a mente. Ele também criou um instrumento de três cones parecido com um anemômetro (inspiração aeronáutica) equilibrados na ponta de uma agulha e, a uma distância de 80km, ele fazia os movimentar com a mente, os parava e invertia o movimento.

O Straw Hat (chapéu de palha), assim chamado pela forma do componente superior do conjunto, é um instrumento que trata continuamente um mesmo testemunho pelo giro contínuo do "chapéu", em cuja aba eram colocados cartões geométricos com desenhos de finalidade terapêutica. Uma lâmpada de pequena potência no fundo do equipamento criava o movimento contínuo do "chapéu".

Um dos conceitos básicos empregados por Butcher, segundo a sua própria expressão, era downpouring, cujas traduções para o português pouco nos dizem sobre o significado adotado por ele. As traduções são aguaceiro e derramamento, talvez a melhor expressão para essa palavra seja energia radiante. Essa energia radiante é que era a mola propulsora de seus instrumentos, segundo seu conceito o downpouring (caía) verticalmente em relação à Terra. Trata-se, pois, de uma energia que vem de cima, do cosmo e cujo ângulo de incidência sobre um plano horizontal é de 90°. Acreditamos que o livro a que Butcher se referia era "Elementary Treatise on Physics", de Adolphe Ganot, no capítulo "The Principle of Light".

Thomas Galen Hieronymus

Reza a lenda que Hieronymus, engenheiro eletricista da companhia de força do Kansas, produziu alguns instrumentos para um certo McManus e que não sabia muito bem para que serviam. Alguns anos mais tarde, quando da morte de McManus, sua viúva doou para Hieronymus os aparelhos e literatura. Hieronymus, numa certa época, colocou grandes potes forrados de alumínio cheios de terra no sótão da casa, nos quais fez uma sementeira. Na metade deles, foram conectados fios elétricos ligados a chapas de cobre expostas do lado de fora, ao sol. Quando as sementes germinaram, percebeu-se que as dos potes ligados às placas de cobre tinham se desenvolvido normalmente, apesar de se encontrarem na escuridão, enquanto que as outras tinham nascido raquíticas e sem vigor. Destas experiências dedu-

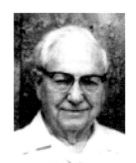

Thomas Galen Hieronymus

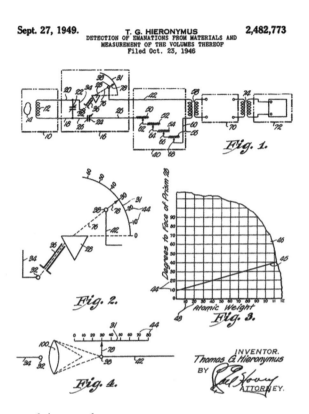

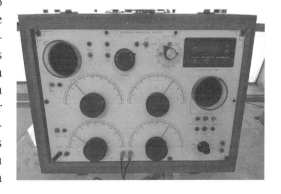

ziu que o desenvolvimento do mundo vegetal não se deve unicamente ao desenvolvimento da fotossíntese, mas também a uma certa forma de energia relacionada com essa luz e que poderia ser transmitida por fio, coisa impossível de acordo com as teorias clássicas. Chamou essas emanações de energia elóptica, já que a mesma tinha características elétricas e óticas. Segundo parece, essa energia está relacionada com uma faixa entre o ultravioleta e o violeta do espectro e tem a propriedade de ser transmitida por fios, assim como a energia elétrica.

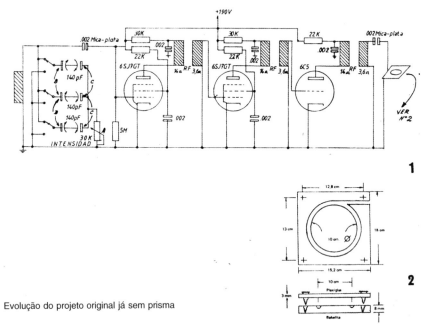

Evolução do projeto original já sem prisma

Em 1946, desenvolveu um aparelho a partir de um conceito diferente dos demais e que foi objeto de uma patente em 1949 (a única) nos EUA, capaz de detectar as emanações de materiais e medir o volume das mesmas.

Este aparelho era composto de um poço rodeado por uma espiral de fio, onde se colocava o testemunho a ser analisado, o sintonizador era formado por dois capacitores variáveis daqueles usados em rádio, com escalas graduadas e um prisma orientável segundo um botão com engrenagens, o que permitia um ajuste micrométrico. Esse prisma de vidro ou quartzo, lapidado em ângulos de trinta ou sessenta graus, projetava sua energia sob um eletrodo de captura, enviando esta para uma bobina de radiofrequência, por sua vez para um amplificador a válvulas e finalmente para uma placa de fricção.

Para além de ter consigo uma patente de uma máquina desse tipo, foi dotado de grande habilidade para não se indispor com as agências de vigilância, com a poderosa indústria química e com a classe médica. Apesar da visibilidade dada por artigos em revistas e pelas várias entrevistas, seu pedido de patente foi redigido em termos mecanicistas de forma a poder ser aceito. Em 1930, trabalhou com Wiglesworth no desenvolvimento do Pathoclast, aproveitando-se de uma certa tendência que havia na época em se acreditar que a radiônica poderia evoluir para uma espécie de instrumentação médica. Em 1950, prestava colaboração para o general Gross, da Mankind (sucessora da Ukaco), no desenvolvimento da radiônica aplicada à agricultura. Hieronymus sempre pautou por tentar dar uma cara científica ao estudo da radiônica.

A energia elóptica que se refrata no prisma e é depois concentrada numa lente se comporta de forma igual à luz, mas com ângulos muito mais agudos. A frequência de emanação ou ângulo de refração está na proporção exata ao número de partículas do núcleo do elemento. Esta energia varia com as horas do dia e com a posição dos astros, a habilidade mental do operador é imprescindível para poder detectar as emanações correspondentes sobre a placa: ela pode ser natural ou desenvolvida por um longo treinamento. O circuito é alimentado por uma tensão alternada retificada sem filtro. É necessário um número ímpar de estágios de amplificação para promover a inversão de fase, quando do tratamento. O que também é possível com um CI com a entrada inversora. A saída se faz através de um

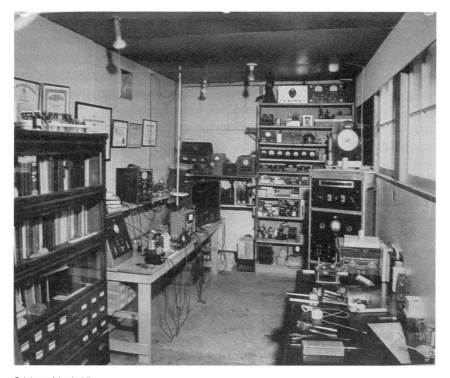

O laboratório de Hieronymus

capacitor de 0,002 micro F, sem esse cuidado o operador sentirá dores de cabeça. A placa tradicional era revestida de baquelite, hoje substituída por acrílico.

São famosos os casos de pesquisa executados por Hieronymus, sendo o mais conhecido o diagnóstico de um astronauta da missão Apolo XI sofrendo problemas cardíacos quando se encontrava do outro lado da Lua, portanto numa situação "indetectável". O caso chegou à mídia via John W. Campbell, assessor da NASA e editor da revista Astounding Science Fiction. O projeto da máquina, no entanto, evoluiu para um desenho sem cristal num modelo de máquina mais "genérico", mas também mais fácil de operar. Ao longo dos anos, Hieronymus desenvolveu, produziu e comercializou grande quantidade dessas variantes. Durante os anos 70 se associou a Peter Kelly, engenheiro eletrônico e excelente radionicista. Essa associação deu origem a um novo equipamento transistorizado, de pequeno porte, simples, sintético e de excelentes resultados. Era composto por um ou dois bancos sintonizadores (a sintonia nos aparelhos Hieronymus sempre foi feita com utilização de capacitores variáveis), uma placa de fricção de acrílico e um acessório externo para a potencialização de remédios vibracionais. Este aparelho tornou-se uma síntese do padrão Hieronymus.

Malcolm Rae

Interessado em radiônica, pacientemente Malcolm Rae esperou a aposentadoria para se entregar completamente a esse campo de pesquisa. Segundo seus critérios, os tradicionais aparelhos com diais graduados de 0 a 10 ofereciam uma escala muito reduzida para sua e excepcional sensibilidade. Aí desenvolveu aparelhos com até 24 diais graduados de

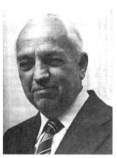

Malcolm Rae

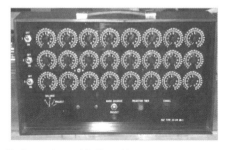

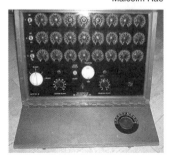

Equipamentos padrão Base 44

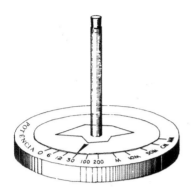
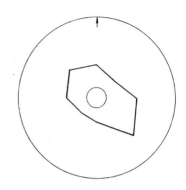

O "instrumento" original de simulação de potência

Cartão circular para o Simulador de Potência representando o Nitrato de Prata

0 a 44, os chamados Base 44. Ele expressou suas teorias muito claramente em três formas:

1 - A sensibilidade radiestésica está latente em todas as pessoas e bem desenvolvida em algumas delas. A razão por que duas pessoas podem obter resultados ligeiramente diferentes em suas pesquisas radiônicas é devida ao fato de usarem sua sensibilidade de formas diferentes.

2 - Por focalizar esta sensibilidade com nossos pensamentos e questões, a informação que ela capta está intrinsecamente relacionada com os pensamentos que usamos.

3 - Para focalizar nossos pensamentos mais precisamente, concluiu que proporções ou formas podiam ser usadas para exprimir um pensamento, mas palavras poderiam vir a falhar em exprimir esse pensamento acuradamente.

Mas as pesquisas o encaminharam numa outra direção. Radiestesicamente, analisou as emanações de um determinado produto, tendo como referência os pontos cardiais e colaterais. Os comprimentos de emissão em cada direção quando unidos formavam uma figura geométrica irre-

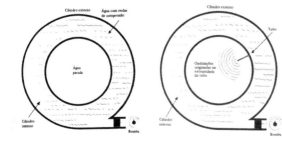
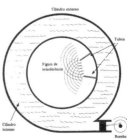

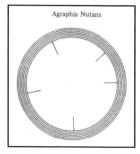
O cartão e o simulador standart 4x1

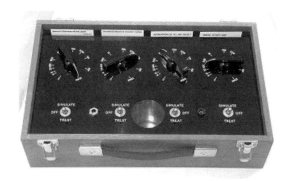

gular de oito lados. Cada figura correspondia ao espectro energético que a tinha gerado, quando colocado em seu centro um vidro de água; este, após dez minutos, encontrava-se vibrado com o padrão energético representado pelo desenho. O sistema era válido, mas pouco prático. Aí as pesquisas direcionaram Malcolm Rae para uma outra opção gráfica que permite a utilização de cartões para análise ou para a produção de remédios energéticos

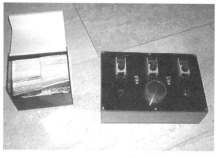
Simulador extend 3x1

em aparelhos autônomos sem necessidade de orientação. Este padrão continua sendo produzido na Inglaterra pela empresa MagnetoGeometric Applications, a qual realizou até hoje mais de dez mil cartões cobrindo as mais variadas aplicações. A utilização do conjunto cartões/equipamento é absolutamente independente da vontade psíquica do operador, diferentemente de outros sistemas radiônicos.

Sanjeevinis

O desenvolvimento deste sistema deve-se a um grupo de devotos seguidores dos ensinamentos de Sai Baba, claramente inspirados nos cartões originais de Malcolm Rae. Como o sistema não usa nenhum tipo de

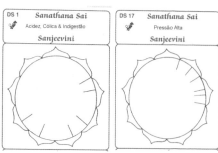
Cartões do sistema Sanjeevinis

acessório potencializador e dada a pequena dimensão dos cartões, vemos com algumas restrições o funcionamento do sistema fora da egrégora místico-religiosa dos seguidores de Sai Baba. Não é por acaso que na capa do manual do usuário consta: Curando com Orações... rendendo-se ao Amor. Não obstante consideramos todo trabalho coerente e consequentemente capaz de, em certas condições, produzir efeitos benéficos.

Dr. Paper

O desejo persistente de boa parte dos praticantes de terapias alternativas de encontrarem novas técnicas terapêuticas deu a este sistema uma importância que talvez não possua. O sistema gráfico usado pelos cartões Dr. Paper é diretamente copiado do ancestral primeiro sistema de Malcolm Rae que, um pouco mais tarde, evoluiu para o sistema hoje conhecido. Sem nenhum sistema de amplificação, sua emissão é de baixo potencial.

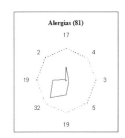

David Tansley

Durante sua estada nos EUA onde se formou em quiropatia, Tansley foi vizinho do antigo secretário de Alice Bailey. Em virtude disso seu aprendizado da teosofia foi-lhe facilitado graças à orientação do vizinho, Fox. Tansley transformou um conceito expressado por De La Warr em um pequeno manual que dizia "quando fazemos um diagnóstico em radiônica não analisamos o corpo físico e sim o corpo etérico", o raciocínio de Tansley foi o

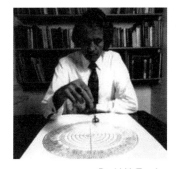

David V. Tansley

seguinte – bom, se podemos analisar o corpo etérico, podemos também analisar o corpo astral, o mental, os chakras, os raios etc. E foi o que ele fez, o que abriu um novo caminho, uma nova visão em relação à prática radiônica, que até então tinha seguido o raciocínio lógico da medicina ortodoxa – veja o trabalho de De La Warr. Tansley explanou esses conceitos ao longo de 6 livros, sendo três publicados no Brasil pela editora Pensamento. Lá podemos encontrar alguns trechos de diagnósticos feitos por Tansley, segundo essa ótica. São diagnósticos absolutamente fantásticos, já que o método

42 RADIÔNICA - UMA OUTRA DIMENSÃO DA REALIDADE

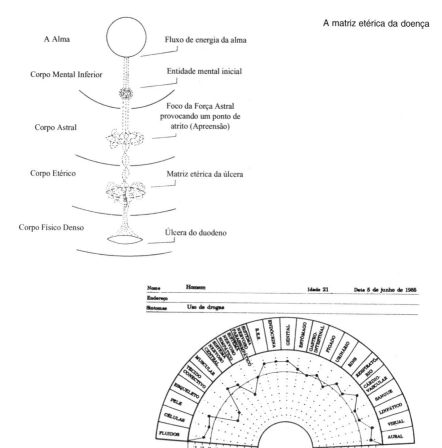

A matriz etérica da doença

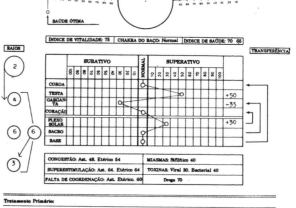

Prancha para análise dos corpos sutis

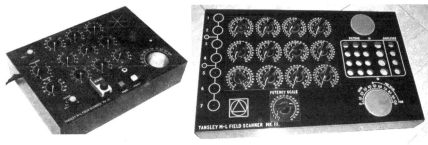

Equipamentos Tansley

permite fazer uma leitura ampla do sistema físico e extrafísico. Tansley construiu algumas máquinas que permitiam o uso de filtros na forma de ampolas, diagnóstico de chakras, tratamento cromático, com frequências etc. No livro Dimensões da Radiônica, teve a colaboração de Malcolm Rae e Aubrey Westlake. Seus livros são o que há de melhor em radiônica. Infelizmente, veio a falecer (1988) prematuramente de leucemia.

Associação Radiônica da Inglaterra

Segundo folheto de apresentação da Associação, a radiônica é um método de cura a distância utilizando instrumentos especialmente concebidos em conjunto com a faculdade radiestésica. A radiônica é concebida como uma ciência que analisa padrões emitidos pelas formas ou matérias. Na terapia radiônica, qualquer desarmonia ou distorção desses padrões pode ser identificada e medida para que o médico treinado possa formular uma opinião sobre o quadro do paciente e isto nos níveis mental, emocional e físico. Embora o tratamento radiônico se tenha estabelecido como uma terapia alternativa, pode também ser usado em conjunto com remédios e outros tratamentos. Uma de suas grandes vantagens é que o praticante não exige a presença do paciente, quer para análise, quer para o tratamento. Hoje em dia, alguns fios de cabelo (testemunhos) bastam para atuar como elo de ligação entre o instrumento e o paciente onde quer que este esteja. Nem todos os pacientes respondem positivamente ao tratamento radiônico. A radiônica tem se mostrado eficiente, pois muitas vezes basta o fato do paciente não sentir mais dores ou desconforto para o próprio sistema

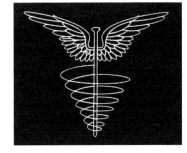

imunológico confiante dar a volta por cima. Para um praticante habilitado de radiônica, os sintomas são simplesmente a ponta de um iceberg do qual a parte oculta que representa os níveis mais profundos também pode ser abordada por este método com resultados extraordinários. É o que aprendemos na leitura da obra de Tansley. A escola de radiônica é responsável pela formação profissional num curso com cerca de três anos de duração, com exames periódicos antes que um membro se torne totalmente qualificado. A Associação Radiônica foi fundada em 1943 e trabalha para manter o alto padrão de competência profissional e a integridade de seus membros em exercício.

Charles Cosimano

É da tradição americana os inventores de garagem. Normalmente, quando vemos nomes do tipo International Association of Psyonic Devices, por exemplo, acreditamos se tratar de uma empresa com ar-condicionado, secretárias, administrador etc. Muitas das vezes não passa de um inventor alucinado em seu mundo particular no fundo da garagem em uma casa na periferia. Este é o caso do Charles Cosimano. Seus instrumentos são uns (bagulhos), mas assim mesmo têm o mérito de ter ajudado a divulgar a radiônica por meio de um trabalho literário e de divulgação através de apostilas vendidas por meio de BBS (eta coisa antiga) e hoje pela internet. Obrigado Cosimano.

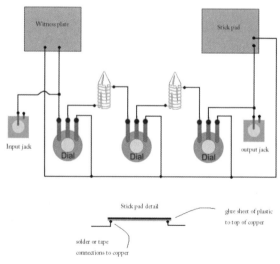

Steven Gibbs

Tudo que foi dito sobre Cosimano em relação à radiônica aplica-se a Gibbs. No entanto, alguns aparelhos do Gibbs por mais estranhos que pareçam produzem fenômenos reais. O mais famoso é o Hyper Dimensional Resonator. Vale a pena procurar.

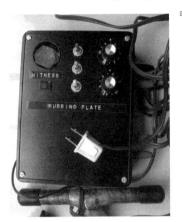
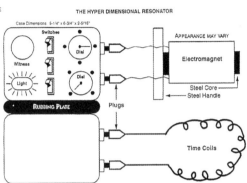

Michael Bertiaux

Rex Sumus Santíssimus, ou algo que o valha da OTOA americana, ocultista de renome, cuja obra literária Voudon Gnostic Workbook é um ícone do assunto. Um dos capítulos trata de uma aplicação radiônica para evocação de orixás por meio de máquinas, utilizando para isso índices a serem criados pelo operador. Teoricamente, nada impede que qualquer um possa desenvolver qualquer tipo de índice, mas na prática existe uma diferença substancial da teoria. Claro que não se trata de uma execução fria e impessoal, isto aconteceria em um ambiente preparado e segundo rituais bem definidos.

Mas aqui fica a nota de uma aplicação bem diferenciada da radiônica.

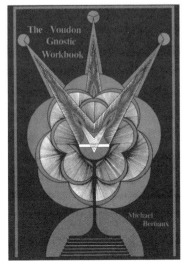

O livro sobre Vodu Gnóstico

Ukaco

Esta sigla é uma referência quando se trata de radiônica aplicada à agricultura.

No fim da década de 1920, um engenheiro civil recém-saído de Princeton, chamado Curtis P. Upton, comprovou as afirmações de Abrams sobre a escrita. Segundo Abrams, a escrita de qualquer pessoa deixava suas emanações se para a mesma fosse usado um lápis de grafite. As emanações se transmitem através da peça de grafite para o papel. Este fato e o conhecimento das investigações de Abrams sobre as radiações despertaram seu interesse. Os aparelhos de Abrams, entretanto, haviam sido superados por outros com amplificação a válvulas. Upton colocou em um desses aparelhos uma folha de uma planta enferma e junto com ela um reagente eficaz para enfermidade, o qual anulava a radiação da folha. Solicitou, então, ajuda de um amigo, o engenheiro eletricista William J. Knuth, para estudar e desenvolver um aparelho capaz de irradiar a energia de um testemunho colocado em sua entrada. Mais tarde, eles descobriram que, se colocassem sobre a placa da máquina uma fotografia aérea da plantação atingida pela praga em conjunto com o reagente adequado, poderiam eliminar a praga a qualquer distância.

Algumas curiosas experiências foram feitas com a máquina Ukaco, em uma cópia de uma foto aérea de uma plantação, foi feito um furo circu-

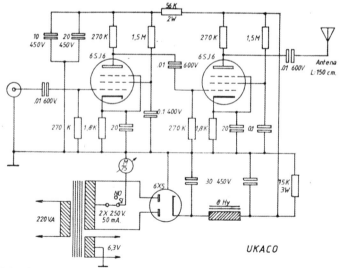

Projeto original da máquina da Ukaco

lar por meio de um vazador, aí o operador procedeu como de habitual, colocando o reagente adequado, foto e cristais de calcita. Ligando a máquina, procede à emissão por vários dias seguidos e, uma semana depois, constata que a praga tinha sumido em toda a área da plantação, exceto na área circular cortada pelo vazador na foto.

Em 1947, Upton e Knuth se associaram a Howard H. Armstrong e fundaram a sociedade Ukaco, cujo nome é a soma das iniciais dos fundadores. Em 1951, por força das pressões oficiais e da indústria de fertilizantes e inseticidas, a solicitação de patente foi recusada. Em 1952, a revista Fortune publicou um artigo e o departamento de agricultura da universidade da Pensilvânia publica um boletim encorajando para mais pesquisas e experiências nessa área, mas a maior força veio do truste da química e era uma força negativa. Tal força que, durante muito tempo não sabemos se até hoje, na Califórnia era ilegal qualquer tratamento eletrônico ou radiônico para plantas, exceto com intuito de pesquisa. Parece que o Texas também seguia a mesma linha. Logo após a morte de Upton e vítima das pressões, a Ukaco fechou, porém, antes, fundam uma outra companhia chamada Radiurgic Corporation para operar comercialmente, mais uma vez em vão. Finalmente, o general Henry M. Gross funda a Mankind Research Fundation em Washington, para promover pesquisa.

Mankind

O aparelho Agrad Machine da Mankind é uma evolução transistorizada do tradicional dispositivo a válvulas da UKAKO, sem tirar nem pôr. Todas as técnicas de aplicação são idênticas e os resultados também. A máquina em si não permite nenhum tipo de regulagem. Liga dez minutos por dia depois de colocar os reagentes, testemunhos etc., desliga e espera o resultado. Conhecemos uma pequena história de um plantador brasileiro, de viagem aos EUA, que foi atrás do aparelho da Mankind, chegando lá o atendente e provavelmente projetista e construtor do aparelho era um americano tamanho armário embutido e de cara taciturna. O nosso plantador disse que queria um aparelho e quanto é que custava, o americano baixou-se, tirou um debaixo do balcão, colocou sobre o mesmo e disse: "399 dólares". Pagou, pegou o aparelho e se dispunha a sair quando fez meia volta e perguntou: "e como é que eu uso isto?". O americano mais uma vez se abaixou e tirou debaixo do balcão uma lista com uns vinte ou trinta itens e aí o brasileiro disse: "vou levar!". O americano falou: "são mil dólares" e o brasileiro respondeu: "que absurdo, é muito caro, não vou levar". Voltou para o Brasil com seu Agrad Machine na bagagem e já na fazenda ligou o aparelho com uma extensão bem longa e sem saber o que fazer colocou em cima da placa cromada do aparelho, que tem uns 15x15 aproximadamente, um saco de isca para saúva, sabem o que mais? A isca não matava as formigas, matava os fungos que elas plantavam para comer. Moral da história: há saúva até hoje. Temos a certeza de que ele devia ter comprado a lista que iria usar da seguinte forma: coloca-se sobre a placa algumas gotas do veneno apropriado para formiga (que era o que tinha na lista), coloca-se uma foto aérea sobre o veneno e sobre estas duas coisas alguns cristais de calcita, liga-se a máquina dez minutos por dia e está livre do inseto por um longo tempo.

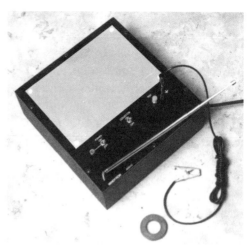

Ukaco produzido pela Mindtron

Os radionicistas americanos têm uma conceituação diferente dos brasileiros em relação às energias residuais resultantes da utilização de testemunhos e corretores ou regentes. Os brasileiros as veem como remanência ou energia nociva relacionada com as características do testemunho. Já os americanos tratam isso sob o ponto de vista da assepsia, então tratam de proceder a uma limpeza física e energética do aparelho, usando para isso pano ligeiramente umedecido de água ou álcool e um ímã para embaralhar as energias residuais. Para evitar qualquer tipo de contaminação, fazem uso de luvas cirúrgicas e pinças de plástico, aquelas usadas em fotografia, acondicionam cuidadosamente os testemunhos em envelopes identificados, classificando tudo em arquivos. Eles têm os mesmos cuidados em relação aos remédios ou reagentes a fim de evitar que haja algum tipo de contaminação de parte a parte, ou seja, do reagente para o operador e do operador para o vidro, ou qualquer tipo de contêiner do reagente. Estes cuidados resultam numa qualidade de emissão mais elevada e mais facilmente controlável, já que o padrão energético do operador não se encontra no circuito.

Peter Kelly

O engenheiro eletrônico Peter Kelly foi durante uma época sócio-colaborador de Hieronymus. Esta colaboração levou ao desenvolvimento de um aparelho radiônico síntese no padrão Hieronymus e mais tarde o aparelho também padrão de Peter Kelly. Talvez por uma questão de afinidade pessoal, Peter Kelly desenvolveu um trabalho na área da agricultura para a empresa Interdimensional Sciences. Este trabalho deu origem a várias centenas de índices que

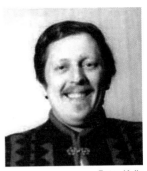

Peter Kelly

melhoraram consideravelmente o trabalho na agricultura. Este dispositivo continua sendo fabricado conforme o modelo original por seus herdeiros. As tabelas Hieronymus/Peter Kelly, na área da saúde, abrangem milhares de índices e foram compostas com a participação de centenas de colaboradores ao longo dos anos, operadores dessas máquinas.

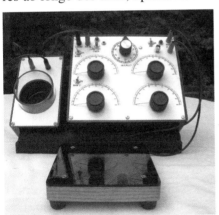
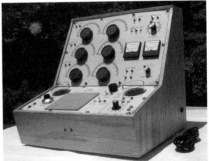

Equipamentos KRT

Tepafone

Convém deixar claro que esta não se trata de uma máquina radiônica clássica, assim como sua finalidade foge totalmente à tradição da radiônica; no entanto, por se tratar de uma máquina de ação a distância, não quisemos deixar de incluí-la. Por mais hilário e tresloucado que possa parecer, esta é em essência a máquina do raio da morte. Sua finalidade era a de eliminar desafetos, adversários ou rebeldes. Ela existiu no seio de algumas sociedades secretas alemãs no momento anterior à grande guerra. Sua ação é o

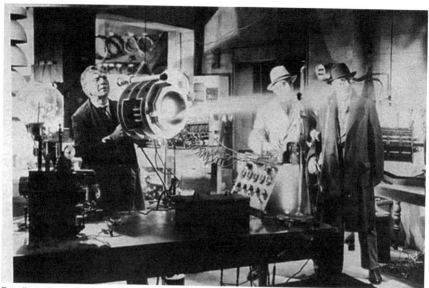
Foto ilustrativa saída de filme de terror

suprassumo tecnológico da magia negra. As sociedades que a usaram têm sua existência reconhecida, uma delas a Ordem Maçônica da Centúria Dourada (FOGC), também pela Fraternitas Saturni, ramificação da OTO e ainda a talvez mais icônica da ordem dos 99. Noventa e nove humanos e um demônio. Todos os anos um dos 99 deveria se doar ao demônio naturalmente ou por suicídio ou por outro meio. No ano em que ninguém tinha morrido, procedia-se a um sorteio e o sorteado deveria ter a dignidade de se suicidar e se não o fizesse seria eliminado via Tepafone.

O aparelho em si é descrito com uma área plana que receberia o testemunho daquele a ser objeto da emissão, conjuntos de lentes concentradoras de imagens e algumas bobinas de fio de cobre energizadas por uma forte corrente elétrica. A descrição nos faz lembrar de uma espécie de lanterna mágica demoníaca. Fica o registro.

Foto Radiônica

A foto radiônica foi uma criação da quiropata americana Ruth Drown, seu aparelho foi batizado de Radio Vision Device em 1935. O esquema da máquina é bastante simples e seu componente principal é uma célula fotoelétrica, uma antiga válvula eletrônica a vácuo. Fica muito claro pela simplicidade do projeto que a máquina tinha uma séria dependência de algu-

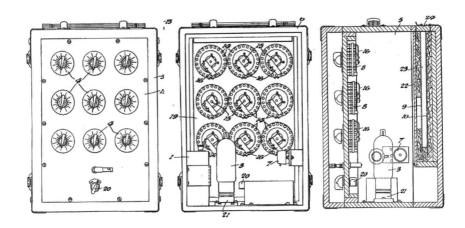

ma qualidade extrapsíquica do operador. Não era sempre que Ruth Drown conseguia obter resultados com o equipamento, em razão disso nunca o comercializou e também ao longo dos anos gradativamente foi perdendo a habilidade de produzir fotos. O aparelho era composto também por botões de sintonia que permitia um ajuste do órgão a ser fotografado. Se o paciente se encontrava presente e ligado fisicamente ao equipamento, a foto mostrava a parte externa do órgão, quando o paciente estava ausente e era usado um testemunho de sangue do mesmo, a foto mostrava o interior do órgão selecionado. Alguns outros pesquisadores conseguiram eventualmente obter fotos com este equipamento.

Conhecedor do trabalho da Dra. Ruth Drown, a consequência natural era que De La Warr, por sua vez, também experimentasse a foto radiônica. Este o fez, no entanto, baseado em um projeto inédito, completamente diferente daquele de Ruth Drown. Algumas coisas singulares nos chamam atenção no projeto, primeiro que aquilo que poderíamos chamar propriamente de câmera fotográfica ou a área da máquina que recebia o negativo a ser impressionado ficava a cerca de 30cm de distância do resto dos componentes e não tinha nenhum contato físico com os mesmos, tratava-se de uma caixa suspensa com algumas lentes direcionadas para os chassis do filme. Uma outra coisa notável, a máquina possuía uma espiral de tamanho progressivo, ou seja, cônica, chamada espiral do tempo, o que permitia fazer fotos do presente, do passado ou do futuro. A mais famosa dessas fotos é a de um embrião humano, cuja futura mãe se encontrava a 80km de distância no

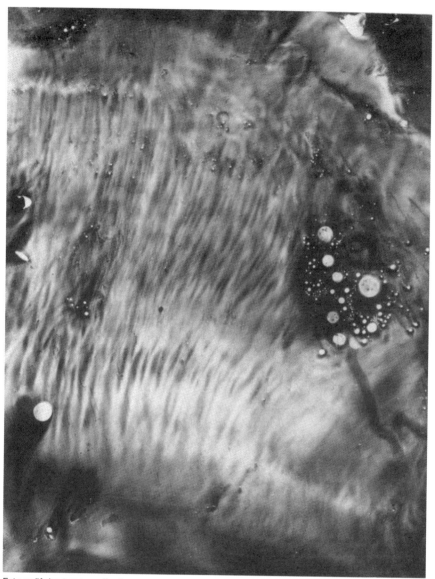

Foto radiônica tumor no fígado

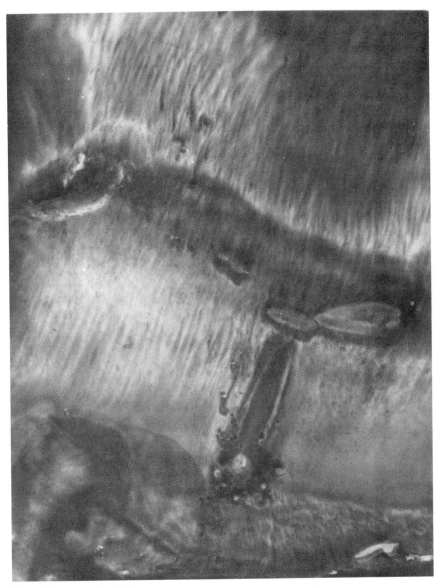

Foto radiônica câncer no fígado

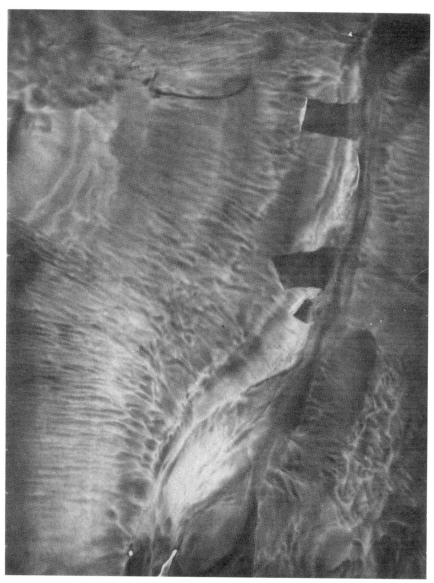

Foto radiônica depois da cirurgia

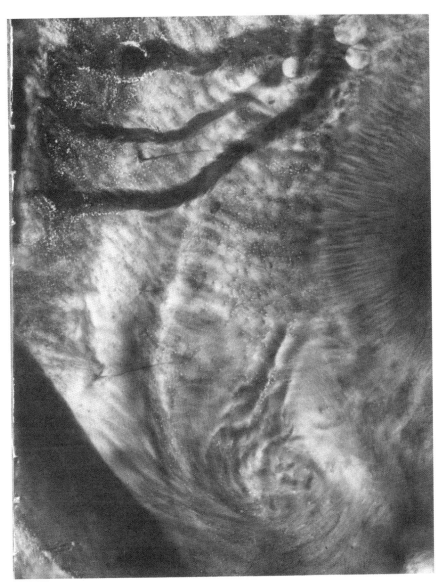

Foto radiônica sacral plexus

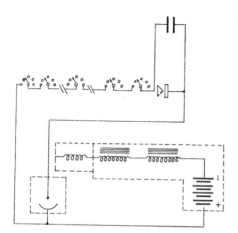

Projeto original máquina fotográfica Ruth Drown

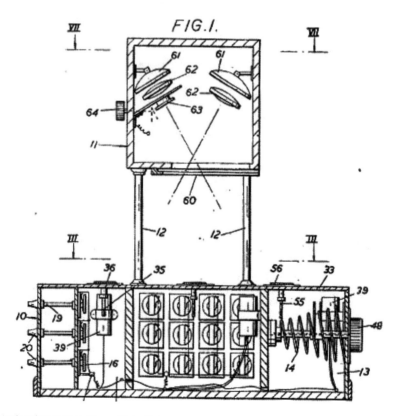

Projeto da máquina fotográfica radiônica Delawarr

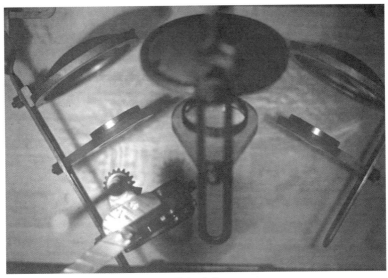

Componentes óticos da máquina fotográfica radiônica Delawarr

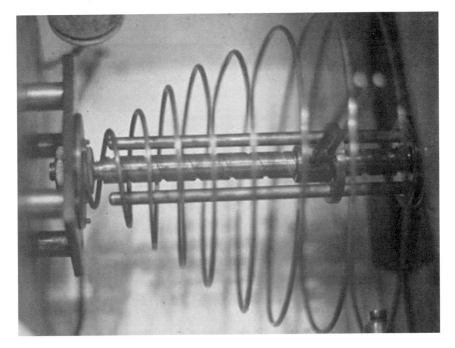

Espiral que permitia ajuste no tempo

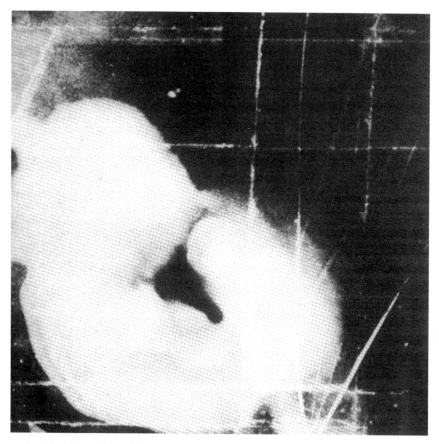

A mais notável foto radiônica obtida nos laboratórios Delawarr com a máquina sintonizada para três meses de gravidez, na qual o feto é perfeitamente visível e a doadora de uma gota de sangue como testemunho encontrava-se a 80km de distância

momento da foto e essa foto consta de três negativos em épocas distintas de gestação. O total das fotos feitas pelos laboratórios Delawarr chega ao impressionante número de dez mil negativos. Em virtude da facilidade da obtenção de resultados, essas máquinas foram comercializadas; no entanto, seus resultados se apresentaram aleatórios. Há um caso narrado pelas autoras do livro Healing With Radionics, E. Baerlein e A. L. G. Dower, que demonstra bem as características da foto radiônica. Um determinado laboratório de pesquisa possuidor de um desses equipamentos reclamou junto aos laboratórios Delawarr que o equipamento não funcionava. Leonard Corte, funcionário da Delawarr, foi até os clientes, operou a máquina e a foto saiu, para espanto geral. Nos dias seguintes, tentaram obter novas fotos, sem resultado, e para se assegurarem que não tinha havido por parte de Leonard Corte nenhum truque tiveram cuidados redobrados em relação à montagem do negativo na máquina, mais uma vez Leonard Corte foi até lá e obteve fotos. Bom, mais tarde, uma nova vez chamaram Leonard Corte e o fizeram esperar na recepção enquanto operavam a máquina e agora, sim, obtiveram fotos. Todos então compreenderam que a máquina agia graças à energia psíquica do Leonard Corte, que era uma espécie de médium de efeito físico sem o saber.

As Proibições na América

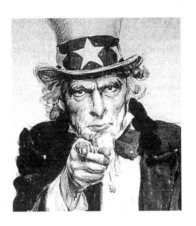

Duas entidades poderosas na América regem os rumos da medicina, da farmácia e de todas as disciplinas envolvidas com a área de saúde, a FDA (Foods and Drugs Administration) e a AMA (American Medical Association), que respectivamente defendem o corporativismo médico e os interesses dos laboratórios, sendo para tal capazes de qualquer ação, como pode ser observado ao longo dos anos. Seus trustes têm tido o apoio do judiciário, da polícia e do legislativo. Em alguns estados americanos a prática da radiônica é proibida até mesmo para o uso agrícola, neste caso são proibidas até quaisquer usos de equipamentos elétricos ou outros. É bem longo o número de pesquisadores perseguidos e presos, quando não vítimas de armadilhas para poder ser levados aos tribunais e assim serem impedidos do uso dessas atividades alternativas. São notórios os casos de Royal Raymond Rife, Reich, morto na prisão, e até Ruth Drown. É triste constatar hoje que essas três figuras são agora reconhecidas e seu trabalho tem continuidade em várias partes do mundo. Infelizmente, atos semelhantes acontecem em outros países também. A Inglaterra, neste caso, é um exemplo de liberalismo e responsabilidade, as terapias de caráter alternativo são livremente aplicadas, bastando para isso que o terapeuta se registre na prefeitura local, no entanto os prevaricadores podem ser alvo da força da lei.

Karl Welz

Criador de uma substância batizada de organite, capaz de condensar e emitir orgônio, com vantagens em relação aos materiais convencionais, Welz criou também uma máquina (radiônica) capaz de gerar e emitir orgônio a distância chamada Chi Generator. Fica-nos a dúvida já que no material de divulgação ele chama a energia produzida de Chi, Vital, Prana, Orgônio, o que não são exatamente a mesma coisa.

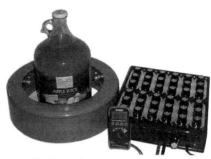
Um dos equipamentos produtores de orgônio

O Caso Campbell

O único equipamento radiônico americano, reconhecido, foi objeto de uma patente em 1949, o autor da proeza foi o engenheiro Thomas Galen Hieronymus.

Esta máquina foi publicada em detalhes na revista Astounding Science Fiction, volume LVII, número 4, de junho de 1956, em artigo do editor John W. Campbell Jr., engenheiro de centro de teste de mísseis no Novo México.

Em 1956, trabalhando em uma das máquinas Hieronymus, Campbell deu-se conta de que uma das válvulas do equipamento tinha queimado, coisa comum desses componentes, e que apesar disso o equipamento continuava funcionando, respondendo positivamente na placa de fricção. A máquina também apresentava resultados quando estava desligada da tomada de alimentação dos 110 volts.

Máquinas Vazias

Conta a lenda (lenda recente) que na Austrália uma senhora muito bem-sucedida com suas terapias radiônicas vendia também cópias de seus aparelhos para vários terapeutas locais. Todo mundo usava as máquinas obtendo resultados positivos dentro da média, como se de uma máquina padrão Hieronymus ou Delawarr se tratasse. Um dia, um desses terapeutas, após alguns dissabores presumindo que a máquina tinha quebrado ou queimado algum componente, abriu-a e, espanto!, a máquina não tinha nada dentro, era vazia, nem um fiozinho. O terapeuta fechou a máquina, voltou a usá-la e ela nunca mais funcionou. Havia-se quebrado o encanto, a crença, a muleta psicológica. Este não é um exemplo válido para todas as máquinas e operadores, no entanto para boa parte deles a firme crença da eficiência do equipamento é absolutamente fundamental. Moral da história: o acidentado não anda sem a muleta e esta sem o acidentado também não se mexe.

Algumas máquinas independem do psiquismo do operador, o exemplo mais claro disso é o simulador homeopático de potência de Malcolm Rae.

Este é o exemplo claro do potencial psíquico humano. Infelizmente, para que ele se torne uma ferramenta utilizável, necessitamos de truques psíquicos capazes de pôr essa energia em ação, coisa fácil, por exemplo, para um monge tibetano. O problema é que não somos nem tibetanos e nem monges. Para atingirmos tais resultados, precisamos de longas práticas e longos exercícios bem orientados.

Radiônica Psíquica

Segundo relato de Tansley em um de seus três livros publicados no Brasil, determinado médico inglês usa as tabelas e os critérios de análise do padrão Delawarr procedendo a um exame por anamnese e apalpação clássico da medicina. Em seguida, anota em um determinado livro, o livro dos tratamentos, os índices de tratamentos e seus ritmos, fecha o livro, o deixa sobre a mesa e o tratamento acontece. Claro que este é um caso raro e dificilmente reprodutível. Acreditamos que tenha acontecido com esse médico meramente por acaso, o que não impede que alguém possa tentar mediante exercícios mentais atingir o estado psíquico necessário para realizar algo semelhante.

Máquinas Virtuais

A primeira máquina virtual foi montada por John Campbell, diretor da revista Astounding Science Fiction, após o acidente da máquina queimada e a constatação de que a mesma funcionava desligada e que até o projeto eletrônico da mesma também emitia. Isso deu origem a uma máquina cujo interior é um esquema eletrônico e os componentes eletroeletrônicos presentes no equipamento estão conectados ao projeto,

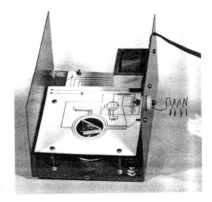

mas têm uma atuação meramente simbólica. Estes equipamentos têm uma maior dependência do psiquismo do operador para funcionar. São também uma curiosidade dentro deste universo e representantes físicos da teoria dos campos mórficos.

Máquina Semi Virtual

A Mindtron produziu em 2011 um dispositivo seguindo a tradição das máquinas virtuais, ou seja, equipamentos sem componentes ativos, mas que se situa no meio caminho entre os dois padrões, por isso definida como semivirtual. Seus botões de regulagem permitem um ajuste de caráter espacial, o que a diferencia um pouco das virtuais. Ela funciona segundo o padrão Delawarr/ Drown/ Copen, sendo que qualquer índice dessas tabelas pode ser utilizado. É um equipamento de baixo custo e de fácil transporte. Sua emissão a distância é baseada no uso de cristais específicos.

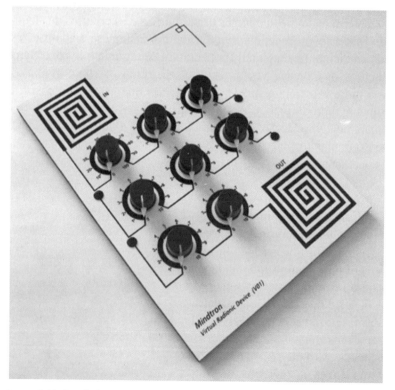

Máquina semi virtual produzida pela Mindtron

Aparelhos Mora

Os aparelhos desenvolvidos pelos alemães F. Morell, médico, e E. Rasche, engenheiro eletrônico, a partir de 1981 criaram um novo paradigma, o dos aparelhos eletrônicos de altíssima sensibilidade. Aquele que nos interessa especificamente é o que permite fazer diagnósticos e selecionar remédios até a distância. O princípio usado é o da ressonância molecular, aliado a uma eletrônica finíssima. Incluímos aqui estes aparelhos porque de uma forma física eles demonstram a realidade do (a distância), fator estranho e questionado na radiônica tradicional.

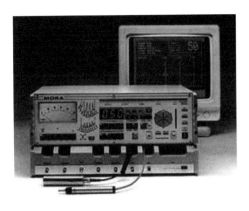

Quantec e outros

Estes aparelhos encontram-se no entroncamento entre a realidade radiônica e a projeção futurista do controle generalizado do computador. Sua detecção é feita a partir do uso de um diodo de ruído branco acoplado via serial a um notebook, tudo digital, até a foto do cliente tomada por câmera digital e inserida na ficha respectiva na memória do computador. Os tratamentos também acontecem da mesma forma, segundo seu construtor a explicação para a eficiência do funcionamento e coerência do projeto está na física quântica. Em nossa modesta opinião, haja quântica!. O valor do Quantec de uma grande simplicidade, pequeno feito um mouse e com tantos componentes quanto, parte da soma nada quântica de quinze mil dólares. A Inergetix por sua vez produz o Health Navigator e publica na internet tabelas comparativas nada favoráveis a seus concorrentes, seu custo é semelhante.

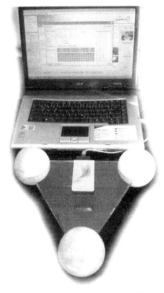

Quantec

Não somos retrógrados nem temos nada contra o computador, mas acreditar que uma simples folha do Word na tela piscando Walter Souza – Fígado/323 possa ser uma terapia eficiente, fica difícil.

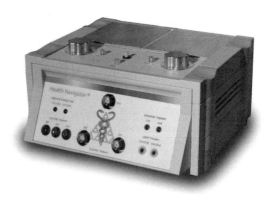

Aspectos práticos da Radiônica

A conexão radiônica

Todos os autores de trabalho sobre radiônica e seus livros em algum momento esboçaram uma teoria sobre o funcionamento da radiônica e arquitetaram alguma estrutura de caráter mental para documentar o assunto. O que mais longe foi nessas argumentações foi Tansley. Em uma de suas obras, o título de um dos capítulos é "Instrumentos e Índices – que valor eles têm?", em que argumentava algo como que o valor numérico era relativo e talvez mais relacionado com a egrégora da máquina do que verdadeiramente um índice vibracional correspondente ao produto, na verdade Abrams deu à tuberculose o índice 15, Drown 43 – 5, De La Warr 40.31 ou ainda 60.88 e todos eles funcionam. É tão clara esta relação que achamos inútil nos alongarmos mais sobre este aspecto particular. Mas um outro fator nos chama atenção; segundo Murray Denning, em seu livro My Search for Radionic Truths, afirma que um instrumento radiônico não só deva parecer elétrico, mas que deva ser visto como sendo, e também que, em radiônica, a distância não faz diferença nenhuma em termos elétricos ou eletrônicos, isso é uma completa contradição. Acreditamos ter sido Tansley o primeiro a compreender a verdadeira natureza da energia em radiônica, isso fica muito claro no título de sua obra "Radiônica – Interfaces com os Campos Etéricos", não obstante no trabalho Radiônica Ciência ou Magia expõe demoradamente sobre o conceito da Dimensão I, a qual seria a dimensão da realidade física, e a Dimensão II chamada de a dimensão da realidade holística transcendente. É-nos fácil perceber que a radiônica como disciplina de ação a distância é uma atividade do hemisfério direito do cérebro e que para tal usamos artifícios conscientes ou inconscientes respaldados em certos parametros e rituais. Sim, na realidade a radiônica neste aspecto é um ato mágico, um ato de magia ritual. Hoje, graças à teoria dos campos mórficos de Rupert Shelldrake, sabemos que em qualquer ação dessa natureza o que enviamos a distância é um padrão de informação, não estando incluso qualquer quantum energético – transmitimos a distância informação, não energia. Os mais afeitos às novidades e ao linguajar pseudotécnico aproveitam a moda e chamam isso de física quântica, no sentido de que o evento aqui se reproduz no universo do outro lado do espelho de Alice, talvez.

Este entroncamento separa os céticos e os cartesianos dos simples, primitivos e os de alta cultura. Com os primeiros a coisa não funciona por suas objeções naturais, já os segundos – por qualquer um dos dois motivos – têm a porta aberta para os fenômenos do oculto, este é naturalmente o mundo dos operadores hábeis em radiônica. Claro que preferimos o grupo dos cultos.

Teoria ou Hipótese Radiônica

1 - A natureza das forças envolvidas na radiônica, estando fora do domínio das forças conhecidas, deve ser, portanto, definida em termos de Mecanismos. Sua ação e interação na natureza devem ser consideradas, observadas e preditas.

2 - Pensamentos estão envolvidos com a captação de energia e a radiônica, e o cérebro é um "instrumento" relacionado com estes fenômenos, assim como a telepatia. Comentário: a consciência – mais um instrumento radiônico – torna-se um instrumento dinâmico para o estudo da percepção. Por analogia, o inventor da bicicleta, no seu básico, não concebeu a invenção de um quadro e duas rodas, mas incluiu a consciência humana na concepção total, sem a qual a máquina seria inútil.

3 - Na captação de energia e na radiônica, há uma correlação entre um Pensamento e uma Substância, ao se pensar em uma substância para exploração posterior.

4 - O pêndulo amplifica um movimento neuromuscular de um radiestesista; há, portanto, uma atração física entre o corpo do pensador e a substância.

5 - A consciência da atração física não é sempre dependente do uso de um dispositivo como indicador ou um pêndulo ou instrumento radiônico.

Comentário: uma pessoa muito sensitiva ou psíquica pode usar o seu corpo como um instrumento. A maior parte das pessoas não é tão desenvolvida e requer o auxílio de um instrumento que amplifique grandemente suas reações. Também a disciplina de um procedimento analítico ajuda muito.

6 - Ao usar "amostras", "testemunhos", uma substância causa estimulação do cérebro similar ao estímulo causado ao se pensar naquela substância.

Comentário: é mais fácil para o radiestesista/radionicista segurar uma amostra da substância do que manter um pensamento por um período prolongado.

7 - Na captação de energia e na radiônica, há uma possível relação entre uma substância e o campo da Terra, e também entre um pensamento e o campo da Terra (note que não dissemos campo magnético).

Comentário: se na captação de energia a diferença entre dois pontos é devida ao campo da Terra, então esta possibilidade existe.

8 - Um pensamento mantido em um cérebro pode ser captado por outro cérebro.

9 - Certos pontos podem ser captados ao longo de um fio de ferro no campo da Terra. Se for colocado em um círculo e um dial graduado for posto sobre ele para fazer medições dos pontos, um aparelho está formado, a base da radiônica.

10 - Intenção é uma força de controle no cérebro e pode ser usada para encorajar ou inibir a entrada ou saída das forças relacionadas com a PES.

11 - Cada ser humano é feito de forma diferente do outro e pode ser reconhecido como Único. Por isso, se um radiestesista ou um praticante de radiônica pensa em uma pessoa em particular, não pode haver outra alternativa.

12 - Da amostra de uma célula, você pode radionicamente examinar a totalidade de uma pessoa ou apenas uma parte muito pequena. Portanto a parte está refletida no todo e o todo está refletido na parte.

Comentário: consulte a palavra Hologroma.

13 - O cérebro tem acesso ao conhecimento na parte inconsciente e, em uma maior extensão, isto é mostrado pela parte consciente.

Comentário: Isto é porque em radiônica e captação de energia, você deve formular apenas uma pergunta não ambígua quando estiver usando o pêndulo, de maneira que esta pergunta possa transpor facilmente a barreira entre as duas partes para a parte inconsciente.

14 - O campo da Terra é um elo entre todas as coisas; o ato de pensar ou tocar uma substância é o significado de "sintonização" para a parte relevante do campo.

Comentário: a partir deste ponto também é possível que todos nós estejamos ligados pela mente universal através da qual somos o aspecto humano do grande pensamento criativo.

15 - O cérebro, quando sintonizado em uma pessoa específica, pode por intenção enviar uma mensagem ao cérebro da pessoa via um elo de ligação, uma amostra ou um pensamento.

Comentário: a transmissão de um tratamento radiônico é uma forma de dar ao corpo de um paciente um padrão de instrução para funcionar corretamente. É uma verdade simples que o corpo se cura assim mesmo a partir do interior, apesar de muitas formas de tratamento poderem ser dadas a ele.

16 - Forças – interação – o pensamento consciente nega a atividade inconsciente do cérebro.

Por exemplo, quando o radiestesista usa uma amostra de uma substância e também pensa na substância, muitas vezes isso resulta na não reação do pêndulo.

Comentário: este princípio é muito importante quando se realiza uma análise radiônica.

1 - Quando a amostra de um paciente é colocada sobre o aparelho, o pensamento consciente daquela pessoa não deve ser usado.

2 - Quando os diais do aparelho estão posicionados em zero e você está tentando encontrar a localização de uma doença, o pensamento consciente deve ser usado, porque não há uma amostra daquele órgão ou doença no aparelho e não há nenhum dial posicionado para simular o órgão ou doença.

3 - No tratamento com o aparelho radiônico, o pensamento consciente é requerido para a Intenção de Tratar, mas não é necessário para o tratamento em si, o qual está posicionado nos diais.

17 - Todas as forças, ambas físicas e metafísicas, substâncias e pensamentos podem afetar a habilidade da PES.

Comentário: fenômenos radiônicos, algumas vezes, não se reproduzem na presença de certas pessoas com pensamentos antagônicos.

Na iminência de tremores de terra, erupções vulcânicas, tempestades elétricas, mananciais subterrâneos, alguns metais e cabos de alta voltagem, pode haver efeito similar.

18 - Homem normal implica perfeito Equilíbrio de todas as forças, pensamentos e substâncias.

Comentário: deve parecer que não há nada como o homem perfeito, mas nós somos o produto do contínuo equilíbrio e reequilíbrio das forças, pensamentos e substâncias, isto é, Equilíbrio Dinâmico.

19 - Um pensamento pode acionar o gatilho da ação das forças mais distantes de si mesmo.

Comentário: um pensamento pode causar ondulações nos padrões mais largos de energia em vez de ser como um pequeno detonador que aciona uma carga de explosivo.

20 - Se um corpo humano ou mente é examinado por outro corpo ou mente humana, a informação abstrata está relacionada com a totalidade do corpo humano ou mente.

Comentário: se um corpo é examinado com uma balança de pesagem, o abstrato é um peso ou se é examinado com uma medição, o abstrato é uma dimensão. Ambas são respostas particularmente corretas, mas ambas são relativamente erradas. Elas necessitam da totalidade da consciência do corpo humano ou mente.

21 - Se um pensamento pode ser expresso como um símbolo, poderá ser expresso geometricamente. Se ele pode ser expresso geometricamente, pode ser expresso matematicamente com uma série de proporções.

Comentário: esta é a "razão" pela qual o posicionamento proporcional do dial em um aparelho radiônico é usado para denotar órgãos e condições.

Gostaríamos de encerrar este trabalho fazendo referência a dois aspectos da radiestesia e da radiônica que sempre geram dúvidas e alguma dificuldade de compreensão: os testemunhos, sua natureza e seu valor e a conexão a distância.

Os Testemunhos

Nem sempre é possível para o radiestesista/radionicista ter disponíveis no momento exato da pesquisa a pessoa, o objeto ou qualquer outro alvo da pesquisa. Para isso, se faz uso de algo que possa representá-lo seja por homologia ou por analogia. Este objeto toma o nome de testemunho. É ele que permite ao operador a sintonia do alvo da pesquisa por ressonância durante a prática. A tabela seguinte foi elaborada pela Casa de Radiestesia de São Paulo e tornou-se clássica.

Os testemunhos podem ser naturais ou sintéticos. Os testemunhos naturais são obtidos a partir de amostras provenientes dos seres vivos e do reino mineral – por exemplo, um testemunho de cabelo, sangue, saliva etc. para procurar a pessoa a que ele pertence ou ainda diagnosticá-la. Uma amostra de água para prospectar água, uma amostra de um mineral para prospectar o mesmo mineral.

Os testemunhos sintéticos são obtidos por síntese a partir de elementos diferentes daqueles que irão representar. Assim, por exemplo, podemos usar a foto ou a assinatura de uma pessoa para diagnosticá-la.

A classificação dos testemunhos, elaborada pela Casa da Radiestesia de São Paulo, tornou-se clássica:

	I Biológicos	Isogênicos
Naturais	|	
	| Não biológicos	Tautogênicos

|	| Homólogos	Icônicos
Sintéticos	| Analógicos	Lexicais
	| Heterólogos	Pragmáticos

Naturais -	Biológicos:	obtidos a partir de amostras de seres vivos
Naturais -	Não biológicos:	obtidos do reino mineral
	Isogênicos:	obtidos a partir de um material igual ao pesquisado (*isos* = igual)
	Tautogênicos:	são uma parte do material original da pesquisa (*tautós* = o mesmo)

Exemplos:
Nat/Bio/Iso = folha de planta para encontrar plantas da mesma espécie.
Nat/Bio/Tauto = amostra de cabelo para diagnosticar o doador.
Nat/Não-Bio/Iso = amostra mineral para encontrar jazidas do mesmo minério.
Nat/Não-Bio/Tauto = pepita de ouro para encontrar o veio original daquela pepita.

Sintéticos - Homólogos:	obtidos a partir do mesmo material pesquisado (homo = elemento de comparação).
Sintéticos - Analógicos:	obtidos a partir de um material semelhante ao pesquisado.
Sintéticos - Heterólogos:	não têm semelhança com o objeto da pesquisa; são obtidos por materialização radiestésica.
Icônicos:	obtidos a partir de fotos, imagens, desenhos.
Lexicais:	obtidos a partir de palavras, assinaturas.
Pragmáticos:	obtidos a partir de coisas ou objetos diferentes daqueles que representam; por exemplo, o uso de um símbolo para expressar uma qualidade (*pragmatos* = objeto).

Testemunhos homólogos e analógicos são baseados na semelhança.

Exemplos:
Sinte/Homo = qualquer material sintético sob pesquisa.
Sinte/Ana = material sintético para estudo comparativo.
Sinte/Ana/Icon = fotografia de pessoa.
Sinte/Ana/Lex = assinatura ou cartão de visita.
Sinte/Ana/Prag = símbolo do Tao expressando equilíbrio.

É ainda possível obterem-se testemunhos sintéticos por impregnação sobre um suporte. A técnica mais rápida e eficaz foi desenvolvida pelos irmãos Servranx, radiestesistas belgas; estamos falando da materialização ou valorização radiestésica. Seu trabalho se iniciou em 1935 e só em 1944 conseguiram chegar ao resultado hoje conhecido. Primeiramente, eles usaram um círculo para aumentar a vibração da palavra escrita e, mais tarde, depois de uma pesquisa com várias outras figuras geométricas, descobriram que aquela que maior concentração energética produzia sobre o testemunho era o decágono (polígono regular de dez lados). No capítulo sobre gráficos, o leitor poderá encontrar mais detalhes sobre o decágono e sua utilização.

Guarde os testemunhos em pequenos envelopes, com o nome na frente. Não deixe seus testemunhos a esmo sobre a mesa de trabalho, misturados com outros testemunhos ou objetos, pois estes permutaram energias entre si.

O melhor testemunho é aquele que melhor representa o objeto da pesquisa. Assim, os melhores testemunhos humanos são o sangue, a saliva, o cabelo; na falta, uma foto, qualquer foto atual; uma foto de vinte anos atrás representa melhor a pessoa naquela época. Não havendo foto, vá de bilhete manuscrito, cartão de visita. Não tem nada, faça um testemunho sintético no decágono, com nome, data de nascimento. Atenção: este testemunho dura só 72 horas. Trabalhe sobre uma mesa limpa, despojada de enfeites, sem pirâmides, cristais, santinho protetor, fumaça de incenso no olho etc. Não esqueça que está trabalhando com energias muito tênues, praticamente indetectáveis. Não desista.

O texto acima apresenta um conceito genérico sobre testemunhos aplicáveis inteiramente à radiestesia e, com ressalvas, à radiônica. O operador radiônico deverá testar com cuidado com quais testemunhos é capaz de trabalhar. É normal maior dificuldade em relação aos testemunhos sintéticos, lexicais e pragmáticos.

A Conexão a Distância

A Ressonância Mórfica ou Teoria dos Campos Mórficos
Transcrição de um trecho de *O renascimento da natureza*, de Rupert Sheldrake, criador da teoria "A ressonância mórfica não diminui com a distância. Não envolve transferência de energia, mas de informação". A ressonância mórfica depende de similaridade, envolve um efeito de semelhante sobre semelhante. Com efeito, essa hipótese permite entender que as regularidades da natureza são governadas por hábitos herdados por ressonância mórfica, e não por leis eternas, não materiais e não energéticas.

Essa hipótese é inevitavelmente controvertida, mas pode ser testada por experiências, e já existem consideráveis evidências circunstanciais a seu favor. Por exemplo, quando uma substância química orgânica recém-sintetizada (digamos, uma nova droga) cristaliza-se pela primeira vez, não ocorrerá nenhuma ressonância mórfica proveniente de cristais prévios do seu tipo. Um novo campo mórfico tem de passar a existir; dentre as muitas maneiras energeticamente possíveis pelas quais a substância for cristalizada em qualquer parte do mundo, a ressonância mórfica proveniente dos primeiros cristais tornará mais provável a ocorrência do mesmo padrão de cristalização e assim por diante. Uma memória cumulativa irá sendo construída na medida em que o padrão for se tornando cada vez mais habitual. Como consequência, os cristais tenderão a se formar mais prontamente em todo o mundo".

Esta teoria cai como uma luva para explicar como funciona a teoria do raio testemunho ou raio união. Existe então ressonância mórfica entre o testemunho e aquilo que ele representa.

Efetivamente, reconhece-se algo como a ressonância mórfica, por exemplo, nos enormes bandos de narcejas voando, descrevendo curvas repetidas antes do anoitecer, como um superorganismo. A velocidade com a qual as "ondas de manobra" passam através do bando é rápida demais para admitir qualquer explicação mecanicista simples, explicaria também certos comportamentos de insetos e de vertebrados. E desse talvez sentido ao mistério das fotos radiônicas tomadas a distância pela quiropata Ruth Drown e pelos Laboratórios Delawarr.

Analisemos um pouco o tema: extrapolando a tese, a execução de tentativas em Química para a obtenção de uma determinada cristalização (tentativa e erro) criaria a ressonância mórfica (negativa) do fracasso da experiência, levando, em consequência, à não obtenção sistemática do bom resultado. Os múltiplos fracassos impediriam definitivamente o sucesso.

A teoria dos Campos Mórficos encontra-se na zona-limite entre a fé e a ciência. Dilema: acreditamos nela, mas não conseguimos provar. Infelizmente, apesar de certos indícios, falta uma equação para resolver esse problema de lógica.

O fator "psi" – ao padrão mórfico da experiência é agregado um fator "psi positivo ou negativo".

Teoria dos Indícios (dos eventos sincrônicos).
$AX = A$
$A = A^{-1}$
$A = A^{+1}$
IF A Then A^{+1}

$AX = A^{+1}$ Esta é a determinante mórfica.
IF A Then A^{+1} Contém uma determinante vitalista (e um cheirinho de bolor).

AX – a nova experiência
A – a experiência a repetir
A^{-1} – soma das experiências fracassadas
A^{+1} – soma das experiências bem-sucedidas.

As charadas favorecem o vaguear do pensamento e se contrapõem ao campo de coerência racional que só permite uma visão. Do ponto de vista meramente especulativo, melhor uma teoria (falha) do que teoria nenhuma. É o princípio da ordenação contra o princípio do caos.

Apresentamos aqui o manual de operação da Máquina Virtual Radiônica com intuito de o leitor ter uma ideia mais detalhada da metodologia de diagnóstico e tratamento com um equipamento radiônico.

(Instrumentos radiônicos padrão Ruth Drown, Bruce Copen e Delawarr)

Técnica de análise

Como o aparelho radiônico de diagnóstico responde ao pensamento do operador, o processo de diagnóstico é o de pensamento claro em conjunto com a operação habilidosa do dispositivo de detecção (placa de fricção em acrílico, detector de borracha ou placa ou placas para leitura com pêndulo, dependendo do modelo do instrumento).

Dependendo ainda do modelo do equipamento radiônico, algumas variantes são possíveis. O aparelho deve ser constituído por um poço ou placa para amostra ou testemunhos para análise – um número de botões, variando de 8 a 16, calibrados de 0 a 10, para a afixação dos índices, sendo que no primeiro os valores são de 0 a 100 para afixar doenças. Alguns aparelhos têm ainda um botão de ajuste magnético para calibragem da caixa do aparelho ou um oscilador eletrônico para a mesma finalidade. Finalmente, a acima referida placa de detecção.

No lado esquerdo do aparelho, devem ser ordenadamente colocadas as folhas com os índices ou então o livro com os mesmos índices. O arranjo do local de trabalho apresenta significativa importância para a mente inconsciente do operador. Quanto mais clara for a pergunta e a imagem arranjada do todo, mais clara será a resposta e menor será a ocorrência de "falsos positivos".

Quanto mais claras as forças de visualização do operador, mais clara a resposta do aparelho.

Como já dito anteriormente, o último botão do instrumento de análise pode ser usado como botão de medida. O objetivo da medida é certificar-se da intensidade da condição e também para se assegurar da eficiência de qualquer parte específica da anatomia envolvida. Deve ficar claro que a intensidade da condição não pode ser interpretada como indicadora do estado clínico e que raramente indica o grau de desequilíbrio próximo do desequilíbrio metabólico.

Pode ser visto na leitura das Folhas de Causas que elas não contêm todas as doenças e condições que constam na seção de doenças do livro de índices.

O cabeçalho das folhas de causas declara:

GUIA DE CONDIÇÃO CLÍNICA

Isso porque, às vezes, é possível ao terapeuta encontrar o envolvimento de um órgão sem poder chegar à sua causa por não estar relacionada nas Folhas de Causas. Seria impraticável recorrer a Folhas de Causas volumosas para não estender desnecessariamente o tempo de diagnóstico.

Para dar um exemplo, tomemos o caso de um paciente que sofre de um mal cardíaco a que um terapeuta chamou de "incompetência valvular", pois isto consta nas Folhas de Causas. Contudo não é possível ao operador ser levado a detectar que há uma insuficiência cardíaca porque esta condição não consta das Folhas de Causas, mas no entanto o paciente certamente sofre disso. O terapeuta sabe que a incompetência valvular pode produzir baixa pressão ou pressão circulatória insuficiente naquela parte do sistema arterial coberta pela válvula envolvida, e assim ele deve pôr em ação seu próprio conhecimento. O método normal de se fazer isso é utilizar os padrões de referência, que são mencionados no início desta seção, lendo-os em associação com o problema específico.

Por exemplo, presumindo que a condição analisada seja "incompetência valvular", o índice será afixado nos botões do instrumento de diagnóstico e o estudante operará o detector com uma mão, apontando para a parte adequada do texto com a outra. Assim, a condição de "insuficiência circulatória" que afeta a musculatura cardíaca usada como exemplo será trazida à luz e aparecerá na análise final.

TÉCNICA DE OPERAÇÃO COM O PÊNDULO SOBRE A PLACA DE DETECÇÃO

É desejável que o operador segure adequadamente no pêndulo, comprimentos errados do fio de suspensão podem gerar respostas falsas.

Como regra geral, a resposta SIM será dada pelo giro horário do pêndulo sobre a placa de saída (OUT).

Até agora o operador não apresentou nenhum pensamento específico ao aparelho, vamos fazê-lo?

Em primeiro lugar o pensamento preciso que vai ser utilizado deve ser ensaiado na mente do operador, como "é tuberculose das membranas mucosas dos brônquios?"

Havendo dificuldade em se determinar esta posição correta, faça o melhor que puder e passe para a providência seguinte.

TESTEMUNHO OU AMOSTRA

Dê preferência a materiais orgânicos, tais como sangue, saliva, cabelo. Na falta deles, pode usar também uma pequena fotografia. As fotos do tipo Polaroid apresentam os melhores resultados quando usadas em determinado tipo de instrumento. É sabido que, dependendo do operador, são obtidos melhores resultados quando o testemunho da preferência é usado. No caso de amostras de produtos para investigar, um centímetro cúbico é o suficiente.

O testemunho pode ser afixado a um pequeno cartão para facilitar o manuseio por meio de um pequeno pedaço de fita durex.

Uma vez o testemunho do paciente colocado sobre a placa de entrada (IN), proceda da seguinte forma:

Este aparelho não tem a finalidade de detectar a presença da doença no corpo físico, seu objetivo é determinar os fatores causadores da doença física. Por meio do aparelho temos acesso à força dinâmica ou aura, chamada de Corpo Etérico. O fenômeno radiônico considera a mente humana como uma forma especializada de computador que raciocina e investiga no preparo da análise. Em análise, quando a mente do operador detecta o estado de sintonia do aparelho com a pergunta proposta, surge o que chamamos do momento do "sim". No Momento do Sim, há uma alteração psicológica do operador que se torna aparente por meio do giro do pêndulo.

CASO CLÍNICO DA CADA PACIENTE

É essencial que a história de cada paciente seja conhecida juntamente com a descrição dos sintomas de que sofre o paciente. Tudo deve ser cuidadosamente anotado na folha de análise. Um diagnóstico radiônico não é um diagnóstico médico. O método de diagnóstico radiônico clássico tem por objetivo descobrir os problemas fundamentais que sustentam a condição de que se queixa o paciente. Uma tosse, por exemplo, é o resultado final de uma variedade de condições que a sustentam, algumas das quais devem ser tratadas antes que a tosse possa ser curada.

Para pesquisar a tuberculose, a posição dos botões deve ser a seguinte:
Primeiro botão   40
Segundo botão   2

40.2 = Tuberculose
Todos os demais botões devem permanecer no 0.

Para afixar o índice de um órgão, a posição correta dos quatro primeiros botões é a que segue:
Primeiro botão   0
Segundo botão   7
Terceiro botão   7
Quarto botão   6

0.776 = Pulmões

Para expressar o índice combinado para a tuberculose pulmonar, a posição dos cinco primeiros botões é a seguinte:
Primeiro botão   40
Segundo Botão   2
Terceiro Botão   7
Quarto botão   7
Quinto botão   6

40.2(776) = Tuberculose pulmonar

Os parênteses (776) são utilizados para separar o índice do órgão do índice da doença, com o objetivo de uma melhor identificação quando do tratamento.

NOTA ESPECIAL
Sempre que um índice, tanto para um órgão como para uma doença, incluir os algarismos 1 e 0 em sequência, o último botão deve estar no 10.

SEQUÊNCIA DE OPERAÇÕES PARA REALIZAÇÃO DO DIAGNÓSTICO RADIÔNICO

1 - Se possível, entrevista com o paciente e coleta do material para testemunho.

2 - Coloque o testemunho na placa de entrada (espiral IN). Deixe todos os botões no zero, exceto o último que deverá estar posicionado no 10.

ATENÇÃO: o último botão pode ser utilizado para medir percentuais da doença ou de eficiência do órgão. Neste momento, o operador deve mentalmente multiplicar os valores deste botão por 10 para adequá-los aos valores de porcentagem.

3 - Afixe o índice para o sintoma principal nos botões. O procedimento, quando não se consegue facilmente determinar a doença, é decidir qual o sintoma mais preocupante para o paciente. Assim sendo, faça uma lista dos sintomas do paciente. Escreva numa coluna simples bem espaçada e depois selecione o primeiro sintoma que exige tratamento da seguinte maneira: ponha o último botão no 10 e todos os demais no zero, isto faz com que o sintoma de primeira importância seja encontrado, o operador indicando as palavras da lista lentamente com o indicador da mão livre ou com o cursor apropriado, conforme o modelo do aparelho.

Somente a condição que deve ser tratada em primeiro lugar dará uma reação na praça de fricção.

4 - Aponte para as palavras na Folha de Localização com esta pergunta em mente: "Qual a localização geral que está envolvida com o sintoma de .... do paciente?"

Escreva a palavra encontrada na folha de detalhes, sem os índices.

5 - Pegue cada folha de detalhes como indicado, apontando de CIMA PARA BAIXO na folha com a seguinte pergunta em mente: "Qual é a localização precisa envolvida com o sintoma de .... do paciente? e escreva a localização na folha de trabalho com o índice.

Sempre escreva os índices de órgãos com o prefixo "0" e um ponto após o "0" e prossiga: "articulações 0.849". Trabalhe todas as folhas como indicado acima.

6 - Agora, tire o índice dos botões e afixe o primeiro índice dos órgãos na folha de trabalho.

7 - Remova as folhas de detalhes e substitua pelas Folhas de Causas.

Apontando para cada uma das causas de CIMA PARA BAIXO, com a seguinte pergunta em mente: "Qual é a causa do envolvimento deste órgão, relativo ao sintoma de .... do paciente?" e escreva a causa e o índice na folha de trabalho. Continue como indicado acima, em todas as localizações.

8 - A informação neste estágio mostrará a localização primeiro e a causa em segundo lugar, deve-se finalmente ler a causa primeiro e a localização em segundo lugar. E, então, reescreva toda a informação na terminologia médica própria, como, por exemplo, "obstrução da glândula linfática inguinal profunda 40.16(151)".

EXEMPLO DE UM DIAGNÓSTICO RADIÔNICO COMPLETO

1 - Prepare o instrumento como anteriormente descrito.

2 - Suponhamos que estejamos analisando o coração do Sr. XX, cuja condição seja TAQUICARDIA.

3 - Afixe nos botões o índice para o sintoma principal do paciente, isto é, Taquicardia – 50.129.

4 - Aponte com um ponteiro ou uma pequena régua de plástico movendo de cima para baixo sobre a Folha de Localização no lado esquerdo do Instrumento, enquanto opera o detector. Registre as localizações.

Pâncreas	Folha F
Glândulas Endócrinas	Folha K
Sistema Respiratório	Folha L
Coração	Folha T

5 - O operador coloca agora do lado esquerdo do aparelho as Folhas de Detalhes e separa os locais envolvidos no sistema taquicardíaco do paciente. Podem ser encontrados diversos locais de detalhes, mas suponhamos que um deles seja Ilhotas de Langerhans. Isso então é registrado na Folha de Trabalho. O operador está aprendendo a fazer a análise radiônica e também, a seguir, o procedimento padrão de registrar os resultados. Em primeiro lugar na Folha de Trabalho é registrada cada descoberta à medida que ocorre e então, depois disso, se faz a análise final e subsequente sumário.

6 - Agora, é preciso descobrir as causas do envolvimento de cada local detalhado, todos os botões neste momento estão no 0. Agora, o índice do primeiro local encontrado, neste caso as Ilhotas de Langerhans, é afixa-

do. Colocam-se as Folhas de Causas 1, 2 e 3 à esquerda, apontando-se para cada folha para determinar os fatores causadores que envolvem cada local detalhado. A pergunta a ser feita durante esta operação é: "Qual a causa do envolvimento deste local com relação à taquicardia?".

Suponhamos que encontramos reações de:
Desequilíbrio hormonal   Folha 7
Desequilíbrio mineral   Folha 8

E agora nos voltamos para as Folhas de Causas. Começando com a Folha 7, podemos determinar que hormônio está desequilibrado. Façamos de conta que seja a insulina. Para determinar se a secreção é deficiente ou excessiva, afixam-se separadamente nos botões os índices 10.10.10 e 50.10.10. Remova os índices das Ilhotas de Langerhans, substituindo-se pelo índice da Insulina, mais o da insuficiência ou do excesso. E o resultado deve ser passado para a Folha de Trabalho.

É preciso ainda aplicar o restante nas Folhas de Causas em relação a cada local detalhado e, no índice das Ilhotas de Langerhans nos botões, podemos encontrar, neste caso em particular, que há alguma degeneração.

Repetindo este procedimento para cada localização precisa já encontrada, esses resultados também devem ser acrescentados à Folha de Trabalho.

Duas colunas devem ser reservadas no lado direito da Folha de Trabalho, uma para as leituras de eficiência de um órgão obtidas da maneira já descrita. A outra coluna é destinada a registrar o percentual de desenvolvimento da doença. *Esta é simplesmente uma indicação do Campo de Força Dinâmica do paciente em torno de seu corpo e não deve necessariamente ser tomada como indicação do seu estado clínico.* É aqui que a Radiônica pode lançar mais luz sobre o aparecimento de males físicos, pois ela possibilita ao operador o acesso à condição inicial de uma doença, medido o campo energético. É fácil expressá-lo em percentual, mas tendo-se em conta que 10% ou 20 % não devem ser considerados graves, ao passo que 70% ou 80% devem certamente ser considerados como tal.

A Folha de Trabalho agora indicará o seguinte:
TAQUICARDIA
Em associação com os seguintes locais:
Pâncreas   Folha F
Glândulas Endócrinas   Folha K
Sistema Respiratório   Folha L
Coração   Folha T

	Índice	% da Doença	% do Órgão
Pâncreas			50
Ilhotas de Langerhans	0.99719		40
Desequilíbrio hormonal	50.7903	40	
Insulina	0.808		
Deficiência	10.10.10	40	
Desequilíbrio mineral	30.528	40	
Cálcio	0.3204		
Deficiência	10.10.10	40	
Degeneração	40.229	50	
Glândulas Endócrinas			60
Hipófise	0.547		50
Desequilíbrio hormonal	50.7903	40	
Pitrecina	0.939		
Deficiência	10.10.10	40	
Adrenalina	0.257		
Excesso	50.10.10	70	
Condição psicológica	50.6274		
Ansiedade	90.769	70	
Sistema Respiratório			
Pulmões	0.776		60
Substância Pulmonar	0.4215		60
Inflamação	40	40	
Lesão	80.8871	40	
Congestão	70.48	40	
Nervo Vago	0.6888		
Inflamação	40	60	
Coração			50
Ventrículo esquerdo	0.259		40
Infarte	40.427	40	
Septo ventricular	0.2259		50
Tecido cicatrizado	0.6643	40	
Nódulo sinoauricular	0.2256		40
Lesão	80.8871	50	
Fibras de Purkinje	0.4665		50
Trauma	10.92	50	
Feixe de His	0.8526		50
Trauma	10.92	60	

PRODUZINDO A ANÁLISE FINAL POR ELIMINAÇÃO

É usual anotar na Folha de Trabalho itens de condições que possuam valores acima de 30% e itens de órgão iguais a 50%.

O tratamento recomendado deve ser anotado no pé da análise radiônica da seguinte forma: coloque a análise à esquerda do aparelho, afixe 100 no último botão que é o botão de medida, indique linha a linha com a seguinte pergunta em mente: "Esta condição é de importância primária no tratamento?".

Seis índices de tratamento são normalmente selecionados no início e são obtidos dos índices de reconhecimento da seguinte maneira: ao se tratar uma condição de "doença", o valor do índice de uma condição é subtraído do valor total de cada botão.

Por exemplo: para tratar o infarte do ventrículo esquerdo 40.427(259), o tratamento correto é 60.683(259)

Botões	1	2	3	4	5	6	7
Valores	100	10	10	10	10	10	10
Índice	40	4	2	7	(2	5	9)
Tratamento	60	6	8	3	(2	5	9)

Apenas os valores correspondentes às doenças são alterados, permanecendo os mesmos valores para a localização (número entre parênteses).

A exceção está no uso de índices com valor 50 em que o valor para tratamento passa a ser 90, assim como o valor 5 que passa a ser 9. Esta regra só se aplica às doenças.

RESULTADO FINAL DA ANÁLISE RADIÔNICA

*Taquicardia	50.129	80*
Lesão do nódulo sinoauricular	80.8871(2256)	50
Infarte do ventrículo esquerdo	40.427(259)	50
*Trauma das fibras de Purkinje	10.92(4665)	50*
*Trauma do feixe de HIs	10.92(8526)	60*
* Tecido cicatriz. no septo ventr.	80.410.1(2259)	60*
Lesão da substância pulmonar	80.887(4215)	50
Inflamação pulmonar	40.(4215)	40
Congestão pulmonar	70.48(4215)	40
Inflamação do nervo vago	40.(6888)	50
*Ansiedade (afeta hipófise)	90.769(547)	70*
Deficiência de pitrecina	10.10.10.(939)	40
*Excesso de adrenalina	50.10.10.(257)	70*

Tratamento radiônico	90.981
	90.18(4665)
	90.18(8526)
	20.6909(2259)
	10.341(547)
	0.547

DURAÇÃO DO TRATAMENTO RADIÔNICO

Quanto mais índices se puder tratar durante um período de 24 horas, melhor. Por esta razão a prática normal é a de um índice a cada hora e meia, durante as oito horas do dia e um outro índice que possa passar a noite.

É importante, ao se estabelecer o tratamento de um paciente, considerar o que é mais importante do ponto de vista do paciente. No caso do paciente sentir desconforto num membro, é mais importante eliminar inicialmente o desconforto do paciente do que tentar tratar as causas primárias do desconforto.

Não é agradável para um paciente ouvir depois de um período de três ou quatro semanas de tratamento, sem alívio da dor, que as causas primárias estão sendo removidas.

O tratamento proposto pode e deve ser o mais abrangente possível, portanto não pode se limitar à emissão radiônica, a menos que haja uma indicação explícita para tal.

Estabeleça uma lista com as principais técnicas terapêuticas existentes.

Coloque o último botão do aparelho no 10, uma a uma as técnicas serão apontadas e investigadas, o giro claro do pêndulo indicará as mais apropriadas.

Para proceder a um tratamento a distância, acerte os botões com os índices adequados para o tratamento e finalmente coloque sobre a placa de saída (espiral OUT) um cristal de quartzo e um outro de calcita ótica (ver ilustração). Periodicamente, estes cristais devem ser colocados ao sol para limpeza.

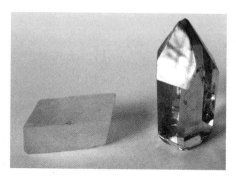

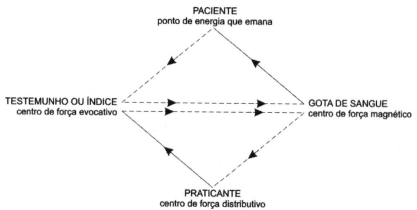

SELEÇÃO DE UM REMÉDIO HOMEOPÁTICO

Deve-se ter em mente que os remédios homeopáticos agem através do corpo etérico, que por si mesmo já é o canal pelo qual a infecção atinge o corpo físico. Como em qualquer outra operação, o giro do pêndulo mostrará a seleção adequada do remédio. O procedimento correto é dar quatro ou cinco toques no detector para cada remédio "possível", repetindo-se o nome do remédio mentalmente ou em voz alta. Diversos remédios podem ser indicados e então eles devem ser escritos na forma de coluna, mais uma vez colocados à esquerda do aparelho e examinados. Um processo de eliminação deve agora ser aplicado e, com o 1 no último botão, os remédios mais importantes serão selecionados.

Suponhamos que dois remédios foram finalmente selecionados, se possível investigue cada um com o vidro do medicamento no poço. Os que produzirem a maior redução serão os escolhidos.

Para definir a dosagem, coloque à esquerda do aparelho o mapa de dosagem e proceda como anteriormente para a escolha dos medicamentos.

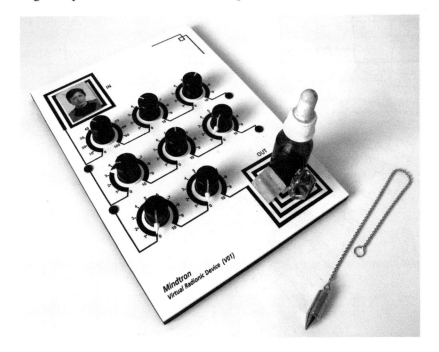

Máquina Virtual Radiônica sintonizada e montada para emissão

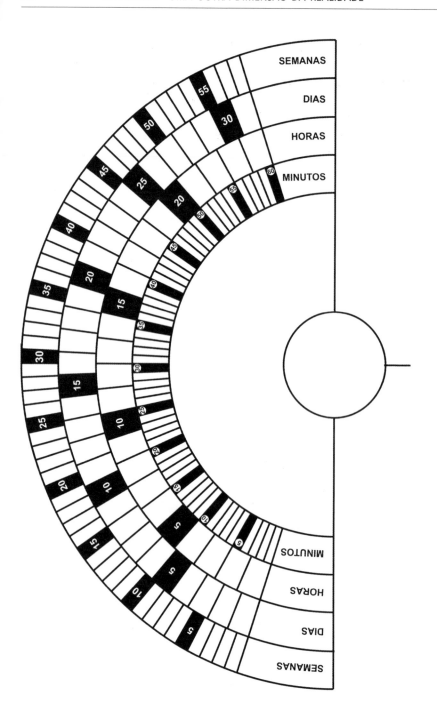

Como afixar índices em uma máquina radiônica virtual padrão Delawarr

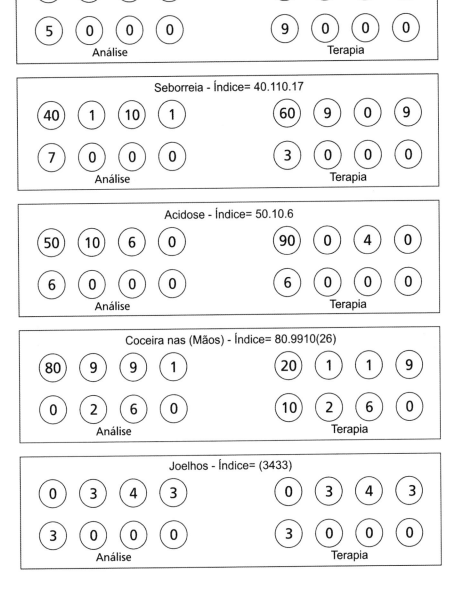

Equipamentos Radiônicos produzidos pela Mindtron no Brasil

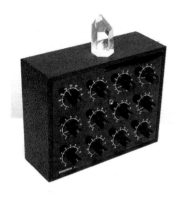

TT 01
Delawarr

Equipamento radiônico para tratamento a distância. Criado nos anos 50, continua sendo produzido, sem alterações de maior monta, em virtude de seu projeto "síntese", resultado da grande qualidade dos pesquisadores dos Laboratórios Delawarr. Muito eficaz para doenças "do físico".
Acompanha o livro de índices original dos equipamentos Delawarr, + adendos e novos índices.

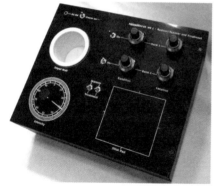

MK1
Radionic Scanner and Treatment

Equipamento compatível com as tabelas Hieronymus/Kelly. Thomas Galen Hieronymus foi o único americano a conseguir registrar patente de uma máquina radiônica em seu país. Este modelo permite efetuar pesquisa e tratamento a distância.
Projeto atualizado, montado com componentes atuais e de fácil reposição.
Indicado para quem trabalha nos níveis mais sutis - índices raros...

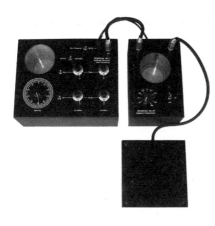

MK2
Radionic Scanner and Treatment

Equipamento compatível com as tabelas Hieronymus/Kelly. Permite efetuar pesquisa e tratamento a distância. Com a adição de um módulo avulso permite produzir preparados homeopáticos. Placa de fricção para pesquisa "fina".

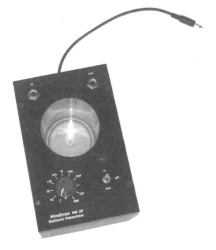

Módulo de potencialização para MK2

Permite produzir preparados homeopáticos

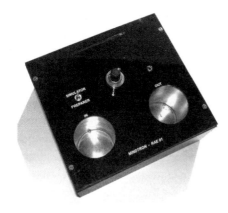

Magnetic Homeopathic Simulator and Preparer

Compatível com os equipamentos Malcolm Rae.
Reune dois equipamentos em um único bloco.
1. Simulador Homeopático de potência, que utiliza os cartões originais ingleses, e permite produzir energéticamente qualquer preparado em qualquer dinamização. Indicado para quem trabalha com florais, fitoterapia ou homeopatia.
2. Preparador Homeopático de Potência, em 10 minutos produz uma cópia energética em qualquer dinamização a partir de uma amostra existente.
>> Independente do psiquismo do operador.
>> Existem milhares de cartões cobrindo todo o tipo de substâncias.

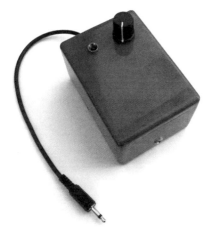

Pulse

Este equipamento permite ao Magnetic Homeopathic Simulator and Preparer se transformar numa máquina de emissão à distância, respeitando todas as suas características técnicas. Funciona em 110v.

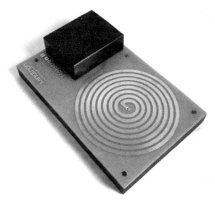

Holotron II

O mais simples e eficiente aparelho radiônico para emissões a distância. Quem estiver habituado com os métodos de montagem de trabalhos em radiestesia, encontrará no Holotron II o meio mais dinâmico para exercer "influência a distância"
Ampla áera para montagem de trabalhos.
Nova versão - 110 V e 220 V

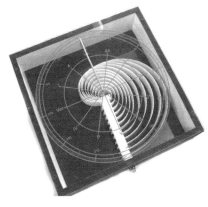

Geotron

A via aberta por Darrell Butcher nos deu os subsídios necessários para a construção deste aparelho.
Ondas de forma e eletrônica são o "motor" deste dispositivo, que permite a utilização em seres vivos ou no reequilíbrio ambiental, sem apresentar saturação.
Sem similares no mercado.

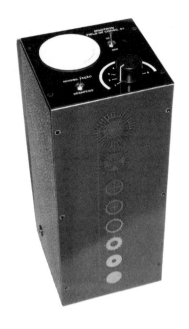

Campos da Consciência

Aparelho inédito no âmbito da radiônica. Interessante para quem domina a linguagem da teosofia e todos os seus conceitos de corpos, chakras e raios. Altamente indicada quando se espera de um tratamento à distância resultados comportamentais. Grandes mudanças nos casos de vícios, sejam estes de comportamento ou pela influência de substâncias.

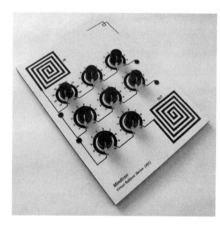

A Primeira Máquina Radiônica Virtual

A radiônica é uma técnica extraordinária que por meio de instrumentos permite a realização de diagnósticos e tratamentos, efetuados a distância.

Estes equipamentos apresentam as configurações mais variadas, apresentando variantes técnicas bastante interessantes.

A máquina agora lançada é extremamente portátil e de preço reduzido, isto permite ao terapeuta ter várias para efetuar tratamentos à distância.

Pela primeira vez no Brasil. Acompanha manual de operação, extenso livro de índices, pêndulo para detecção e bolsa para transporte.

Conheça também...

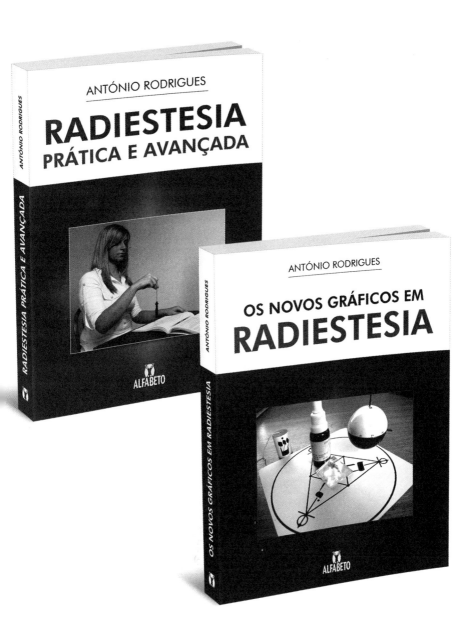

Conheça também...

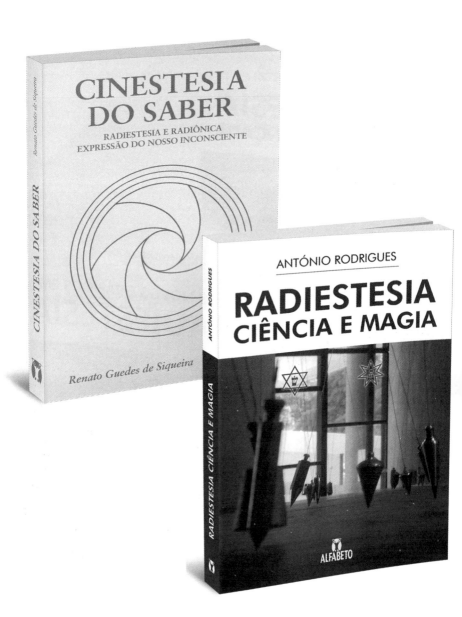

Conheça também...

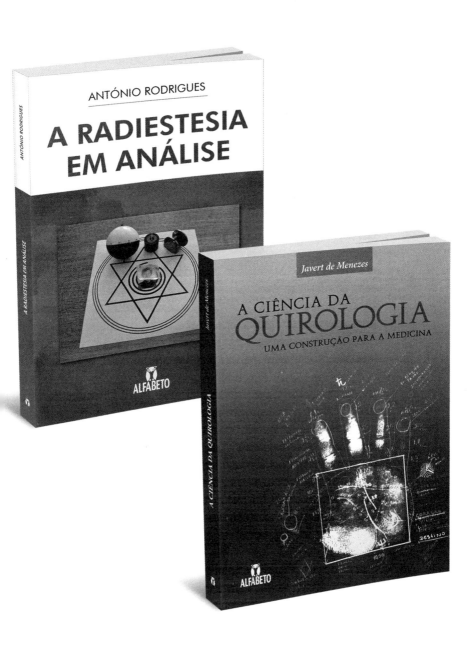

Faça como os radiestesistas profissionais, utilize produtos do Instituto Mahat. Instrumentos para radiestesia com precisão geométrica e de qualidade garantida.

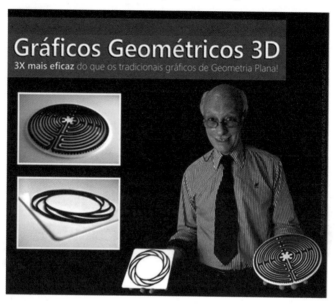

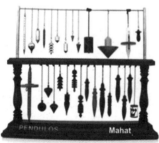

Pêndulos - Pilhas - Gráficos - Pirâmides

O maior e melhor fabricante de
instrumentos técnicos
para radiestesia e radiônica do Brasil

Informe-se também dos
nossos cursos e palestras

Instituto Mahat®
Há mais de 30 ANOS fabricando produtos para Radiestesia

R. Magarinos Torres, 1033 - V. Maria - S.Pauto - Fone: (11) 2955-8460
mahat@institutomahat.com.br - www.institutomahat.com.br